Shabana Alam
Ritika Ahuja Malhotra
Pallavi Shrivastava

Abuso de crianças e negligência dentária

Shabana Alam
Ritika Ahuja Malhotra
Pallavi Shrivastava

Abuso de crianças e negligência dentária

ScienciaScripts

Cover image: www.ingimage.com

This book is a translation from the original published under ISBN 978-620-8-41554-9.

Publisher:
Sciencia Scripts
is a trademark of
Dodo Books Indian Ocean Ltd. and OmniScriptum S.R.L publishing group

120 High Road, East Finchley, London, N2 9ED, United Kingdom
Str. Armeneasca 28/1, office 1, Chisinau MD-2012, Republic of Moldova, Europe
Managing Directors: Ieva Konstantinova, Victoria Ursu
info@omniscriptum.com

Printed at: see last page
ISBN: 978-620-8-57273-0

LISTA DE ABREVIATURAS

AAPD	American Academy of Pediatric Dentistry
Et al	And others
ACE	Adverse Childhood Experiences
ADHD	Attention deficit hyperactivity disorder
AHT	Abusive head trauma
AIDS	Acquired Immunodeficiency Syndrome
CAN	Child abuse and neglect
CDC	Centres for Disease Control and Prevention
CEDAW	Convention on Elimination of All Discrimination Against Women
CMO	Casuality Medical Officers
CSA	Child sexual abuse
CT	Chlamydia trachomatis
ECC	Early childhood caries
EUROPOL	European Union Agency for Law Enforcement Cooperation
HIV	Human Immunodeficiency Virus
IAP	Indian Academy of Pediatrics
ICANCL	Indian Child Abuse, Neglect & Child Labour
ICAST-CH	International Child Abuse Screening Tool – Child, Home Version

ILO	International Labour Organisation
IMA	Indian medical association
INTERPOL	International Criminal Police Organization
IPC	Indian Penal Code
ISPCAN	International Society for Prevention of Child Abuse and Neglect
MLC	Medico-legal cases
MSBP	Munchausen syndrome by proxy
MWCD	Ministry of Women and Child Development
NCC	National Charter for Children
NCLP	National Child Labour Project
NG	Neisseria gonorrhoeae
NHP	National Health Policy
NSPCC	National Society for the Prevention of Cruelty to Children
NSSI	Non-suicidal self injury
PAHT	Pediatric abusive head trauma
POCSO	Prevention of children from Sexual Offences
POPLINE	Population Information Online
PTSD	post-traumatic stress disorder
UNICEF	United Nations International Children's Emergency Fund

WHO	World Health Organization
INDUS	Ministry of Labour, Government of India and the US Department of Labour
UN CRC	United Nations Convention on the Rights of the Child
CEDAW	Convention on the Elimination of All Forms of Discrimination against Women
SAARC	South Asian Association for Regional Cooperation
MIDSW	Metropolitan (Bypass) Institute for Developmental Studies and Welfare
NGO	Non-governmental organization
NPAC	National Action Plan for Children
VCPC	Village Child Protection Committee
RTE	Right to education
ASHA	Accredited Social Health Activist
ANM	Auxiliary nurse midwife
CARA	Central Adoption Resource Authority
PANDA	Prevent Abuse and Neglect Through Dental Awareness

CONTEÚDO

INTRODUÇÃO

Abuso infantil é um tipo de maus-tratos infantis, incluindo negligência, abuso físico, abuso sexual, exploração e abuso emocional. Foi ignorado pela comunidade de pesquisa até a década de 1960, quando um médico chamado Henry Kempe publicou seu artigo de pesquisa sobre a "síndrome da criança espancada". [1] O termo abuso infantil e maus-tratos infantis são quase os mesmos, embora alguns pesquisadores façam uma distinção entre eles, onde maus-tratos infantis abrangem negligência, exploração e tráfico. A educação e os serviços sociais estão colocando ênfase crescente na prevenção de abuso e negligência por meio de intervenção precoce. [2]

O abuso pode ter muitas formas, sendo o abuso físico ou sexual os tipos mais marcantes de abuso, pois muitas vezes deixam evidências físicas para trás. Um histórico de qualquer forma de abuso pode estar associado a maiores taxas de psicopatologia, dificuldades sexuais, diminuição da autoestima e problemas interpessoais. [3] Nós, como dentistas pediátricos, assim como outros profissionais de saúde, podemos ser os primeiros a reconhecer e prevenir o abuso infantil. Em mais da metade dos casos de abuso infantil, os ferimentos ocorrem na região do rosto, pescoço e cabeça. [4,5,6] Um exame intraoral e perioral completo é necessário em todos os casos de suspeita de abuso. [7]

Abuso físico, uma das formas mais comuns de maus-tratos infantis, pode ser suspeitado quando um bebê ou uma criança apresenta hematomas inexplicáveis ou ferimentos graves. [8] O abuso físico precoce desempenha um papel importante no desenvolvimento de problemas crônicos de conduta, como comportamento agressivo na vida adulta. [9] A criação dos filhos costuma ser uma tarefa difícil, especialmente quando os pais não têm mãos para ajudar. Como pais, implícitamos o que aprendemos durante a infância. As crianças devem ser informadas e educadas sobre abuso infantil em casa e na escola. [10] Os pais que frequentemente abusam de seus filhos costumam relutar em descrever sobre os ferimentos de seus filhos. Geralmente, descobre-se que esse pai é criado com algum grau de privação. [11]

No caso de uma criança abusada sexualmente ou molestada, tanto danos de curto quanto de longo prazo podem ocorrer, incluindo psicopatologia na vida adulta. Os efeitos de longo prazo frequentemente relatados incluem depressão e comportamento autodestrutivo, ansiedade, baixa autoestima, sentimentos de isolamento e estigma, dificuldade em confiar nos outros, tendência à revitimização, abuso de substâncias e desajuste sexual. Uma ampla gama de transtornos e sintomas tem sido associada ao abuso sexual infantil, que será discutido mais tarde. [12] Uma criança abusada sexualmente geralmente reluta em dar informações voluntariamente sobre seu abuso. Essas crianças passam por traumas mentais e são emocionalmente perturbadas.

Uma criança abusada emocionalmente tende a ser insegura e ansiosa sobre seus apegos a outras pessoas porque não teve suas necessidades atendidas de forma consistente ou previsível. O comportamento dessas crianças pode ser confundido com retardo mental ou um distúrbio físico. [13] Elas podem mostrar falta de habilidades sociais ou ser lentas para desenvolver habilidades de fala e linguagem ou também podem desenvolver estresse. Além disso, cometer crimes ou abuso de álcool/drogas são frequentemente vistos em tais crianças. Fica difícil para essas crianças se acomodarem ou se ajustarem em situações sociais e têm dificuldade em formar relacionamentos normais. O abuso emocional pode resultar devido ao testemunho de violência doméstica e caos em casa. [14] Poucos estudos mostraram que os cuidadores devem prestar mais atenção ao desenvolvimento das personalidades das crianças, o que pode erradicar o efeito deletério do abuso emocional infantil no comportamento agressivo. [15]

Outra forma de maus-tratos infantis envolve negligência, onde as necessidades básicas das crianças não são atendidas. [16,17,18] Em um caso suspeito de negligência, os médicos geralmente verificam se há anemia, infecções e envenenamento por chumbo, saúde bucal comprometida, que são comuns entre crianças negligenciadas. [19]

Negligência odontológica infantil é um mau tratamento em que as vítimas podem sofrer de dor dentária, dificuldade para comer, perda da função oral, sono interrompido, má aparência, baixo peso, baixo desempenho na escola, baixa autoestima e, finalmente, má qualidade de vida. [18,20] Como as crianças são amplamente dependentes de seus cuidadores para seu tratamento odontológico, os profissionais odontológicos devem garantir que o cuidador perceba a natureza e a extensão da doença e deve fazer tentativas para superar as barreiras de acesso aos serviços odontológicos para a criança. O envolvimento dos pais, por meio de serviços preventivos, melhorará o estado de saúde bucal das crianças. [20,21] Nossa responsabilidade como dentistas é fornecer um relacionamento educacional e terapêutico construtivo com a família.

DEFINIÇÃO

Segundo a Organização Mundial da Saúde (1999) " **O abuso ou maus-tratos infantis** constituem todas as formas de maus-tratos físicos e/ou emocionais, abuso sexual, negligência ou tratamento negligente ou exploração comercial ou outra, resultando em danos reais ou potenciais à saúde, sobrevivência, desenvolvimento ou dignidade da criança no contexto de uma relação de responsabilidade, confiança ou poder." [22]

Os Centros de Controle e Prevenção de Doenças (CDC) definem **maus-tratos infantis** como qualquer ato ou série de atos ou comissão ou omissão por um dos pais ou outro cuidador que resulte em dano, potencial de dano ou ameaça de dano a uma criança. [23]

A OMS define **abuso físico** como, uso intencional de força física contra a criança que resulta em/ou tem alta probabilidade de resultar em danos à saúde, sobrevivência, desenvolvimento ou dignidade da criança. Isso inclui bater, espancar, chutar, sacudir, morder, estrangular, escaldar, queimar, envenenar e sufocar. Muita violência física contra crianças em casa é infligida com o objetivo de punir. [24]

A OMS define **abuso sexual infantil** como envolvimento de uma criança em atividade sexual que ela não compreende totalmente, é incapaz de dar consentimento informado, ou para a qual a criança não está preparada para o desenvolvimento e não pode dar consentimento, ou que viola as leis ou tabus sociais da sociedade. É evidente pela atividade entre uma criança e um adulto ou outra criança que por idade ou desenvolvimento está em um relacionamento de responsabilidade, confiança ou poder, a atividade sendo destinada a gratificar ou satisfazer as necessidades da outra pessoa. Isso pode incluir, mas não está limitado a, indução ou coerção de uma criança para se envolver em qualquer atividade sexual ilegal; o uso exploratório de uma criança na prostituição ou outras práticas sexuais ilegais; o uso exploratório de crianças em desempenho e materiais pornográficos. [25]

De acordo com a OMS, **abuso emocional** inclui a falha de um cuidador em fornecer um ambiente apropriado e de apoio, e inclui atos que têm um efeito adverso na saúde emocional e no desenvolvimento de uma criança. Tais atos incluem restringir os movimentos de uma criança, difamação, ridicularização, ameaças e intimidação, discriminação, rejeição e outras formas não físicas de tratamento hostil. [24,25]

A negligência pode ser definida como a falha persistente em atender às necessidades físicas e/ou psicológicas básicas de uma criança, o que pode resultar em sérios danos à saúde ou ao desenvolvimento da criança. [26,27]

De acordo com a Academia Americana de Odontologia Pediátrica (AAPD), **negligência odontológica** é a falha intencional dos pais ou responsáveis em buscar e seguir com o tratamento necessário para garantir um nível de saúde bucal essencial para uma função adequada e livre de dor e infecção. Esta definição foi proposta pelo comitê de abuso infantil do conselho de assuntos clínicos e foi adotada em 1983. [28]

PREVALÊNCIA DE ABUSO INFANTIL

Cenário global

A violência pode acontecer em qualquer lugar, incluindo em casa, na escola ou em outros ambientes educacionais, em instituições como orfanatos, lares para crianças; em prisões ou outros centros de detenção; no local de trabalho; na comunidade; e pode afetar as crianças de muitas maneiras, física ou mentalmente, como alterações no desenvolvimento do cérebro, dificuldades em lidar com outras pessoas, problemas de aprendizagem, dificuldade de expressão, problemas de saúde emocional, incluindo ansiedade, depressão, agressão, maior probabilidade de fazer coisas perigosas como drogas ou fazer sexo em uma idade muito jovem.

A brutalidade contra crianças continua a prevalecer em todo o mundo, seja em países de alta, média ou baixa renda. Estudos também documentaram a gama de consequências negativas da exposição de crianças a qualquer abuso, violência ou maus-tratos. Em uma revisão de dados de 133 países, o relatório da OMS de 2014 sobre violência estimou que quase um em cada quatro adultos em todo o mundo havia sofrido abuso físico quando criança, enquanto 20% das mulheres e 5% a 10% dos homens relataram ter sofrido abuso sexual quando criança. Nos Estados Unidos, aproximadamente 676.000 crianças foram vítimas de maus-tratos infantis, e cerca de 1.750 crianças morreram por causa de abuso ou negligência. Esses dados foram coletados dos Serviços de Proteção à Criança anualmente em 2012. [29,30]

De acordo com o Fundo Internacional de Emergência das Nações Unidas para a Infância (UNICEF), um "sistema de proteção à criança" é definido como: o conjunto de leis, políticas, regulamentos e serviços necessários em todos os setores sociais, especialmente bem-estar social, educação, saúde, segurança e justiça para apoiar a prevenção e resposta a riscos relacionados à proteção. [31] Esses sistemas são parte da proteção social e se estendem além dela. No nível de prevenção, seu objetivo inclui apoiar e fortalecer as famílias para reduzir a exclusão social e diminuir o risco de separação, violência e exploração. As responsabilidades são frequentemente distribuídas entre agências governamentais, com serviços prestados por autoridades locais, provedores não estatais e grupos comunitários, tornando a coordenação entre setores e níveis, incluindo sistemas de encaminhamento de rotina, um componente necessário de sistemas eficazes de proteção à criança.

O contexto do trabalho de proteção à criança começa com Henry Kempe e sua "descoberta" da síndrome da agressão infantil no início da década de 1960. [1] O governo deve seguir estes acordos que dizem para proteger as crianças:

- Convenção das Nações Unidas sobre os Direitos da Criança.
- Convenção sobre a Eliminação de Toda Discriminação Contra as Mulheres (CEDAW), que protege mulheres e meninas de tratamento injusto e violência.
- Algumas leis internacionais especiais (Convenções da Organização Internacional do Trabalho [OIT]

  138 e 182) ajuda a proteger crianças, tornando ilegal trabalhar para menores de 18 anos.
- A Convenção das Nações Unidas contra o Crime Organizado Transnacional e seu protocolo visam prevenir, reprimir e punir o tráfico de mulheres e crianças, proteger as crianças do trabalho infantil, da prostituição ou do casamento forçado.
- O Estatuto de Roma do Tribunal Penal Internacional garante que todos os que são

a violência contra crianças levaria a punições severas.

Para garantir que os governos estejam realmente transformando esses acordos em leis e ações dentro de seus próprios países, os Órgãos de Monitoramento de Tratados devem ser informados pelo governo sobre suas leis para que possam ajudar o governo a progredir na proteção de crianças contra a violência.

O Estudo sobre a Violência contra as Crianças do Secretário-Geral das Nações Unidas apresentou a seguinte visão geral da situação de abuso e violência contra crianças em todo o mundo. [10,32]

- Em 2002, a OMS estima que quase 53.000 mortes de crianças foram causadas por homicídio infantil.
- A Pesquisa Global de Saúde Estudantil Escolar realizada em uma ampla gama de países em desenvolvimento revelou que entre 20% e 65% das crianças em idade escolar foram vítimas de bullying verbal ou físico na escola nos 30 dias anteriores. Taxas semelhantes de bullying foram encontradas em países industrializados.
- Cerca de 150 milhões de meninas e 73 milhões de meninos menores de 18 anos sofreram relações sexuais forçadas ou outras formas de violência sexual envolvendo contato físico.
- Na África Subsaariana, Egito e Sudão, 3 milhões de meninas e mulheres são submetidas à MGF (mutilação genital feminina) todos os anos, de acordo com a UNICEF.
- A organização internacional do trabalho (OIT) declarou que 218 milhões de crianças estavam envolvidas em trabalho infantil em 2004, das quais 126 milhões estavam envolvidas em trabalho perigoso. Cerca de 5,7 milhões estavam em trabalho forçado ou

escravo, 1,8 milhões em prostituição e pornografia e 1,2 milhões eram vítimas de tráfico.

- Apenas 2,4% das crianças do mundo estão legalmente protegidas contra castigos corporais em todos os contextos. [33]

Prevalência global

Internacional ou nacionalmente, tem havido um reconhecimento crescente da importância de identificar, documentar e relatar suspeitas e confirmação de maus-tratos infantis. [34] Vários estudos internacionais revelam que um quarto de todos os adultos relatam ter sofrido abuso físico quando crianças e 1 em cada 5 mulheres e 1 em cada 13 homens relatam ter sofrido abuso sexual quando crianças. Além disso, muitas crianças são submetidas a abuso emocional (às vezes chamado de abuso psicológico) e negligência. As estatísticas coletadas por várias organizações nacionais e internacionais (OMS, UNICEF, INTERPOL, EUROPOL, etc.) ainda não representam a verdadeira extensão do fenômeno, que é frequentemente subestimado, principalmente porque muitos casos de abuso infantil não são relatados.

Em uma revisão publicada em 2018 por Moody G et al., bancos de dados de literatura eletrônica coletados (PubMed, OvidSP), bem como literatura de organizações como NSPCC, Governo do Reino Unido, OMS, UNICEF de 2000 a 2017 foram pesquisados para estudos potencialmente elegíveis com base na variação encontrada na prevalência auto-relatada ao longo da vida para cada tipo de maus-tratos. Como os autores estavam interessados em dados relativamente contemporâneos, estudos anteriores a 2000 não foram incluídos. O abuso físico variou entre os continentes, especialmente na África, Austrália e América do Sul, mas estes foram baseados em um número muito pequeno de estudos em cada caso. Em estudos europeus, o abuso físico foi muito maior para meninos (27,0%) do que para meninas (12,0%). Na América do Norte, as taxas de prevalência medianas (25º a 75º percentil) foram semelhantes para meninos e meninas em 24,3% (14,1% a 32,1%) e 21,7% (14,2% a 33,3%), respectivamente (figura 1). [35,36]

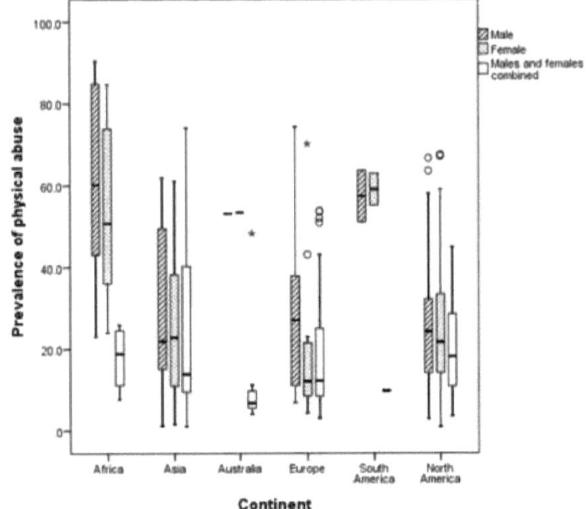

o = Outliers. Between 1.5 and 3 times the height of the boxes (25th to 75th centile)
* = Extreme outliers. Values more than 3 times the height of the boxes (25th to 75th centile)

	Africa	Asia	Australia	Europe	S America	N America
Males						
N studies	6	15	1	7	2	40
Median (25th to 75th centile)	60.2 (43.0 to 84.9)	21.9 (15.0 to 54.0)	53.1	27.0 (7.0 to 43.0)	57.3 (51.0 to 63.6)	24.3 (14.1 to 32.1)
Females						
N studies	6	20	1	11	2	78
Median (25th to 75th centile)	50.8 (36.0 to 73.8)	22.8 (10.9 to 38.2)	53.4	12.0 (6.9 to 23.0	59.0 (55.1 to 62.9)	21.7 (14.2 to 33.3)
Combined						
N studies	4	18	7	25	2	35
Median (25th to 75th centile)	18.9 (11.1 to 24.5)	13.9 (9.5 to 40.2)	6.7 (5.0 to 11.1)	12.2 (8.4 to 25.0)	9.7 (9.6 to 9.8)	18.1 (10.6 to 28.6)

Figura 1 Prevalência auto-relatada de abuso físico infantil ao longo da vida (n = 200 estudos relatando 280 taxas de prevalência).

Cortesia: Moody G et al 2018 [36]

Na América do Norte, Ásia e Europa, as taxas de prevalência mediana (25º a 75º percentil) de abuso sexual variaram consideravelmente para as meninas: 20,4% (13,2% a 33,6%), 9,0% (5,7% a 16,7%) e 14,3% (7,8% a 28,0%) respectivamente e para os meninos: 14,1% (4,3% a 21,0%), 6,7% (4,3% a 14,9%) e 6,2% (4,8% a 15,2%) respectivamente mostrados na Figura 2. [36-38]

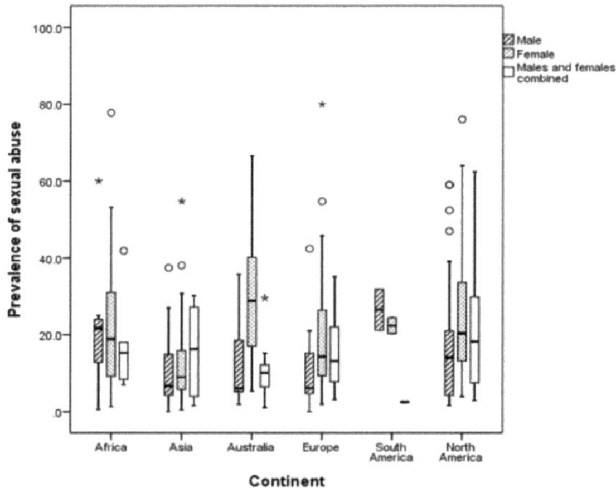

o = Outliers. Between 1.5 and 3 times the height of the boxes (25th to 75th centile)
* = Extreme outliers. Values more than 3 times the height of the boxes (25th to 75th centile)

	Africa	Asia	Australia	Europe	S America	N America
Males						
N studies	9	21	8	18	2	56
Median (25th to 75th centile)	21.7 (12.8 to 24.0)	6.7 (4.3 to 14.9)	6.1 (5.3 to 18.6)	6.2 (4.8 to 15.2)	26.5 (21.2 to 31.8)	14.1 (4.3 to 21.0)
Females						
N studies	14	43	12	27	2	106
Median (25th to 75th centile)	18.9 (9.2 to 31.0)	9.0 (5.7 to 16.7)	28.8 (17.0 to 40.2)	14.3 (7.8 to 28.0)	22.4 (20.3 to 24.4)	20.4 (13.2 to 33.6)
Combined						
N studies	6	8	11	21	2	36
Median (25th to 75th centile)	15.3 (8.4 to 18.0)	16.3 (4.0 to 27.2)	10.1 (6.4 to 12.3)	13.2 (7.8 to 22.0)	2.6 (2.5 to 2.6)	18.2 (7.5 to 29.8)

Figura .2 Prevalência auto-relatada de abuso sexual infantil ao longo da vida n = 287 estudos relatando 402 taxas de prevalência

Cortesia: Moody G et al 201836

Em caso de abuso emocional na América do Norte, as taxas de prevalência entre meninas (28,4%) foram o dobro das dos meninos (13,7%). Na Europa, as taxas de prevalência foram aproximadamente metade das relatadas na América do Norte para ambos os sexos (meninos: 6,2%, meninas: 12,9%) e com base em um número menor de estudos (meninos n = 5, meninas n = 8). Na Ásia, houve mais amostras de estudo envolvidas as taxas de prevalência medianas foram maiores para os meninos (33,2%) do que para as meninas (26,9%) conforme mostrado na Figura 3. [35-40]

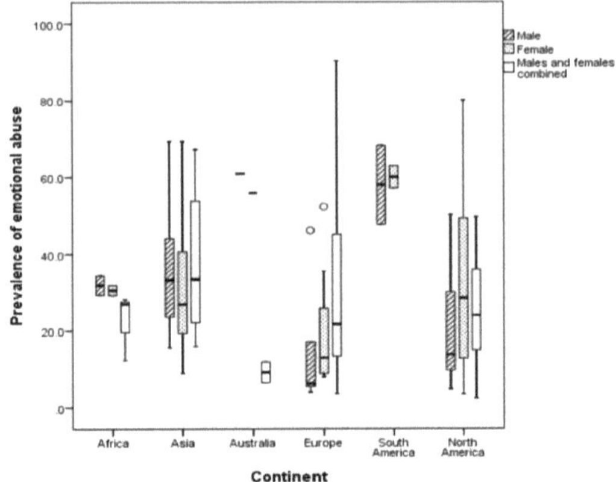

o = Outliers. Between 1.5 and 3 times the height of the boxes (25th to 75th centile)
* = Extreme outliers. Values more than 3 times the height of the boxes (25th to 75th centile)

	Africa	Asia	Australia	Europe	S America	N America
Males						
N studies	2	10	1	5	2	17
Median (25th to 75th centile)	31.8 (29.3 to 34.3)	33.2 (23.6 to 44.0)	60.9	6.2 (5.5 to 17.0)	58.0 (47.7 to 68.2)	13.78 (9.6 to 30.0)
Females						
N studies	2	14	1	8	2	32
Median (25th to 75th centile)	30.5 (29.2 to 31.8)	26.9 (19.3 to 40.6)	55.9	12.9 (8.8 to 25.8)	60.0 (57.1 to 62.9)	28.4 (12.8 to 49.3)
Combined						
N studies	3	8	2	20	0	17
Median (25th to 75th centile)	26.9 (12.3 to 28.2)	33.4 (22.2 to 53.8)	9.2 (6.5 to 11.8)	21.7 (13.4 to 45.1)	-	23.9 (14.8 to 35.9)

Figura .3 Prevalência auto-relatada de abuso emocional infantil ao longo da vida (n = 105 estudos relatando 146 taxas de prevalência)

Cortesia: Moody G et al 2018 [36]

Nos casos de negligência, as taxas de prevalência foram maiores para as meninas norte-americanas (40,5%) do que para os meninos (16,6%), na Ásia foi semelhante para os meninos (23,8%) e meninas (26,3%), o que também foi o caso na Europa, mas com uma taxa geral menor (meninos: 14,8%, meninas: 13,9%) mostrado na figura.4. [35,36,41]

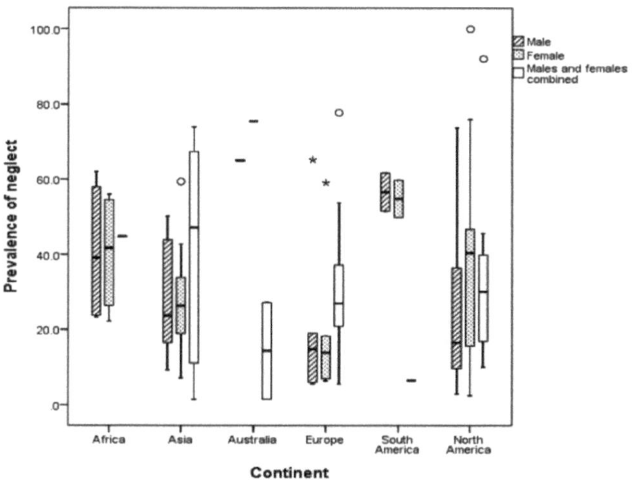

o = Outliers. Between 1.5 and 3 times the height of the boxes (25th to 75th centile)
* = Extreme outliers. Values more than 3 times the height of the boxes (25th to 75th centile)

	Africa	**Asia**	**Australia**	**Europe**	**S America**	**N America**
Males						
N studies	4	8	1	5	2	8
Median (25th to 75th centile)	39.1 (23.8 to 58.0)	23.8 (16.6 to 44.0)	65.0	14.8 (6.0 to 19.0)	56.7 (51.6 to 61.7)	16.6 (9.7 to 36.6)
Females						
N studies	4	10	1	6	2	15
Median (25th to 75th centile)	41.8 (26.4 to 54.5)	26.3 (18.9 to 33.9)	75.5	13.9 (7.0 to 18.3)	54.8 (49.9 to 59.8)	40.5 (14.6 to 48.0)
Combined						
N studies	1	6	2	15	2	11
Median (25th to 75th centile)	44.8	47.2 (11.1 to 67.3)	14.4 (1.6 to 27.2)	27.0 (19.7 to 42.0)	6.6 (6.5 to 6.6)	30.1 (15.4 to 41.5)

Figura .4 Prevalência auto-relatada de negligência infantil ao longo da vida (*n* = 72 estudos relatando 103 taxas de prevalência)

Cortesia: Moody G et al 2018 [36]

A conscientização crescente sobre abuso ou maus-tratos infantis encorajou mais vítimas a se apresentarem em comparação às vítimas do passado que mantinham isso em segredo. Para evitar intervenções reais de maus-tratos infantis, como visitas domiciliares, educação dos pais, prevenção de abuso sexual infantil, prevenção de traumatismo craniano abusivo, intervenções multicomponentes, intervenções baseadas na mídia e grupos de apoio e ajuda mútua.

Cenário Indiano

A Índia é uma nação jovem na qual as crianças constituem 39 por cento da população do país (Censo 2011), das quais 50% dessas crianças precisam de cuidados e proteção. Como na Índia, a responsabilidade de cuidar e proteger uma criança foi restringida com famílias e comunidades. Poucas práticas como trabalho infantil, casamento infantil, sistema de castas, discriminação contra meninas e tradição Devadasi demonstraram impactar negativamente as crianças e também torná-las vulneráveis a abusos e negligência. [42]

A Constituição da Índia garante muitos direitos fundamentais às crianças. Apesar disso, neste país independente, a proteção à criança permaneceu amplamente ignorada, ao contrário da educação, saúde e desenvolvimento da criança. Questões como feticídio e infanticídio feminino, discriminação de meninas, casamento infantil, tráfico de crianças também não são abordadas, o que definitivamente afetará o progresso geral do país.

O abuso e a negligência infantil não se limitam a um país em particular, mas sim são um problema social universal. Infelizmente, em nosso país, o castigo físico é considerado um dos métodos de modificação do comportamento de crianças, enquanto o casamento infantil é considerado parte da cultura em algumas partes da Índia.

Estudos e reportagens da mídia mostraram uma alta taxa de prevalência de castigo corporal (cerca de 40% a 99,9%) em diferentes partes da Índia. **O Dr. Salil Mehta et al em 2006** conduziu uma pesquisa apoiada pela Plan International, que é uma organização humanitária e de desenvolvimento independente que trabalha pelos direitos das crianças e igualdade para meninas, também revela que o castigo físico ainda existe nas escolas indianas. [43]

Uma das piores formas de abuso infantil na Índia é sacrificar crianças em nome da religião. **Ahmed F** relatou em 2013 em um comunicado à imprensa nacional sobre um caso desse tipo na zona rural de Orissa, na Índia, ocorrido em 1996, onde um tribunal inferior havia dado um veredito de prisão perpétua ao pai que sacrificou seu filho diante da imagem de Deus, sendo influenciado por alguma crença religiosa. [44]

Um bom número de crianças menores de idade, especialmente nas áreas rurais, contraem HIV/AIDS de pessoas idosas. Outro mito feio em algumas regiões da Índia rural é que, se qualquer pessoa idosa sofrendo de doenças sexualmente transmissíveis fizer sexo com uma menina menor de idade, ela estará livre da doença. Essa crença errada faz com que um bom número de crianças seja vítima de abuso sexual e, portanto, contraiam HIV/AIDS. Recentemente, na Índia, conselheiros locais tomaram a iniciativa de identificar os culpados que abusam sexualmente de crianças de rua/trabalhadoras. Isso é feito com a ajuda de crianças abusadas sexualmente para registrar casos criminais contra elas.

Dr. LoveleenKacker, Srinivas Varadan e PraveshKumaron conduziram em 2007 um estudo sobre abuso infantil para desenvolver uma compreensão abrangente do fenômeno do abuso infantil, com vistas a facilitar a formulação de políticas e programas apropriados, que visavam efetivamente conter e controlar o problema do abuso infantil na Índia. Este estudo relatou que cerca de 50% das crianças em todos os 13 estados da amostra estavam sendo submetidas a uma ou outra forma de abuso físico.

Em caso de abuso sexual, cerca de 53,22% das crianças relataram ter enfrentado uma ou mais formas de abuso sexual. Estados como Delhi, Bihar, Assam e Andhra Pradesh relataram quase consistentemente maiores taxas de abuso em todas as formas em comparação a outros estados. Este estudo também revelou que uma em cada duas crianças relatou enfrentar abuso emocional, onde em cerca de 83% dos casos, os pais eram os abusadores. [43]

Órgãos de monitoramento

O governo indiano atribuiu a responsabilidade focal pelos direitos e desenvolvimento da criança ao Ministério das Mulheres e do Desenvolvimento Infantil (MWCD). O ministério ainda não conseguiu ter coordenação entre planejamento, programação e monitoramento de forma eficaz. A Comissão Nacional para Proteção dos Direitos da Criança, que foi criada em 2007, indaga, investiga e recomenda, mas não tem autonomia e autoridade para agir e a mesma limitação se aplica às comissões de nível estadual.

Nas últimas duas décadas, o governo tomou várias medidas para promover publicamente os direitos das crianças. Estas incluem a Lei de Justiça Juvenil (Cuidado e Proteção) de 2000 (alterada em 2006), Lei de Proibição do Casamento Infantil (2006), a formação da Comissão Nacional para Proteção dos Direitos da Criança (2005), um Plano Nacional de Ação para crianças (2005), Direito à Informação (RTI) de 2005, a Lei das Crianças de Goa (alteração) de 2005, a Lei do Trabalho Infantil (Proibição e Regulamentação), de 1986 (duas notificações em 2006 e 2008), expandiu a lista de processos e ocupações proibidos e perigosos), Esquema Integrado de Proteção à Criança (2009) e avançou várias legislações, como o Projeto de Lei do Direito à Educação (2009) e Prevenção de Crianças de Ofensas Sexuais (Lei POCSO de 2012) para proteger, promover e defender os direitos das crianças no país. [45] No entanto, ainda há uma grande lacuna entre política e implementação/prática e resultado, e milhões de crianças ficam para trás.

O Juvenile Justice (Care and Protection) Act 2000 (alterado em 2006) foi um passo fundamental na direção certa pelo Governo da Índia. Ele estabeleceu uma estrutura tanto para crianças que precisam de cuidado e proteção quanto para crianças em contato com a lei.

A proteção infantil é uma questão em todos os países e uma alta prioridade para a UNICEF. Sob a Convenção sobre os Direitos da Criança e outros tratados internacionais, todas as crianças têm o direito de serem protegidas de danos. A visão da UNICEF é criar um ambiente protetor, onde meninas e meninos estejam livres de violência, exploração e separação desnecessária da família; e onde leis, serviços, comportamentos e práticas minimizem a vulnerabilidade das crianças, abordem fatores de risco conhecidos e fortaleçam a resiliência das próprias crianças. Ela apoia a implementação do Integrated Child Protection Scheme (ICPS), recentemente lançado pelo Governo da Índia para criar um ambiente protetor para crianças por meio da melhoria e expansão de serviços para crianças que precisam de cuidados e proteção e crianças em conflito com a lei sob as disposições do Juvenile Justice Act e legislação relacionada.

Políticas e legislações nacionais que abordam os direitos da criança

Os Direitos Fundamentais e Princípios Diretivos da Constituição Indiana fornecem a estrutura para os direitos da criança. Várias leis e políticas nacionais foram elaboradas para implementar o compromisso com os direitos da criança.

Leis nacionais e políticas relacionadas à criança

As principais políticas e legislações formuladas no país para garantir os direitos da criança e melhorar seu status incluem:

Política Nacional para a Infância, 1974

Política Nacional de Educação, 1986

Política Nacional sobre Trabalho Infantil, 1987

Política Nacional de Nutrição, 1993

Lei de Substitutos do Leite Infantil, Mamadeiras e Alimentos Infantis (Regulamentação da Produção, Fornecimento e Distribuição) de 1992

Relatório do Comité sobre a Prostituição, Prostitutas Infantis e Filhos de Prostitutas e Plano de Acção para Combater o Tráfico e a Exploração Sexual Comercial de Mulheres e Crianças, 1998

Lei de Emenda de 2000 sobre Técnicas de Diagnóstico Pré-Natal (Regulamentação e Prevenção de Uso Indevido)

Política Nacional de Saúde, 2002

Carta Nacional para a Criança, 2004

Plano Nacional de Ação para a Infância, 2005

Lei de Justiça Juvenil (Cuidado e Proteção de Crianças) (Emenda, 2006) 2006

Lei de Proibição do Casamento Infantil de 2006

Lei do Direito das Crianças à Educação Gratuita e Obrigatória, 2009

Lei de Proteção de Crianças contra Ofensas Sexuais de 2012

Proteção de crianças contra crimes sexuais Regras notificadas de 2012

Projeto de Lei de Emenda ao Trabalho Infantil (Proibição e Regulamentação), 2012

Lei de Emenda ao Trabalho Infantil (Proibição e Regulamentação), 2016

Regras de Justiça Juvenil 2016 Notificação Gazette 2016

Quadro jurídico e político para crianças – Uma atualização de 2017

Normas de Emenda sobre Trabalho Infantil (Proibição e Regulamentação), 2017

Organização Não Governamental na Índia

Há uma forte presença de órgãos não governamentais, organizações comunitárias, fóruns cívicos e campanhas populares na Índia. Junto com esses órgãos, a mídia desempenha um papel importante no apoio às suas atividades. Um grande número dessas organizações está trabalhando na área de bem-estar infantil e proteção infantil. Algumas delas até criaram modelos valiosos de prevenção, intervenção e reabilitação. [46]

Lista de organizações não governamentais na Índia

Nome	**Ano de fundação**	**Fundador / Diretor**
Conselho de Bem-Estar Infantil de Delhi	1952	Dra. Sandhya Bhalla
Instituto Criança Necessitada	1974	Samir Chaudhuri
Caminho Índia	1975	Dr. ADSN Prasad
Direitos da Criança e Você (CRY)	1979	Rippan Kapoor
Plano internacional	1979	Anuja Bansal
BachpanBachaoAndolan	1980	Kailash Satyarthi

Narayan SevaSansthan	1985	Kailash Ji Agrawal 'Manav'
Prerana	1986	Pravin Patkar e Priti Patkar
Katha	1988	Geeta Dharmarajan
Borboletas Índia	1989	Rita Panicker
Pratham	1994	Madhav Chavan e Farida Lambay
Udayana	1994	Dra. Kiran Modi
Projeto Nanhi Kali	1996	Anand Mahindra
RAHI	1996	Anuja Gupta
Childline Índia	1996	Jeroo Billimoria
Maher	1997	Lucy Kurien
Fundo Salaam Baalak	1998	Praveen Nair
TER ESPERANÇA	1999	Maureen Floresta
Akshaya Patra	2000	Bhakti Vedanta Swami Prabhupada
Fundação Sorriso	2002	Santanu Mishra
Aangan	2002	Suparna Gupta
SERUDOS	2003	Mallikarjuna Gorla
Arpão	2003	Pooja Taparia
Pagamento emergencial	2010	Varun Shrivastava
Protsahan	2010	Sonal Kapoor
Evidyaloka	2011	Satish Viswanathan e Venkataraman Sriraman
Fundação Amrit	2012	Capitão Rajbir Singh

Fundação Meer	2013	Shah Rukh Khan
Tulir		Vidya Reddy
Sociedade Sahaj de Educação e Bem-Estar	2014	
Rubaroo	2014	Ishita Manek e Lisha Chheda
CURAR	2017	Parinita Ganesha

O grupo Indian Child Abuse, Neglect & Child Labour (ICANCL) e a IMA propagaram fortemente a visão de que a "proteção" também deve incluir proteção contra doenças, má nutrição e falta de conhecimento. Em 2011, a 9ª ISPCAN (International Society for Prevention of Child Abuse and Neglect) Asia Pacific Conference of Child Abuse & Neglect reafirmou e prometeu se posicionar contra a negligência e o abuso de crianças e se esforçar para alcançar os direitos da criança e construir uma comunidade solidária para cada criança, livre de violência e discriminação. [47] Tem que ser um esforço conjunto de diferentes profissões e disciplinas para fazer uma causa comum da segurança e proteção das crianças.

Medidas recomendadas

O estado e suas instituições devem funcionar proativamente em todos os níveis de governança e serviço, no caso de cuidados e proteção de uma criança. Os panchayats rurais (conselho da aldeia) e os conselhos locais urbanos devem garantir que cada criança nasça com segurança, receba cuidados básicos de saúde e nutrição, e proteção contra abuso ou negligência e possa se sentir segura durante toda a infância. As famílias e a comunidade devem ser educadas e informadas para fornecer cuidados e proteção adequados aos seus filhos. A supervisão parental e o apoio básico às famílias vulneráveis devem ser expandidos. O governo indiano não pode se dar ao luxo de separar as crianças de suas famílias vulneráveis e colocá-las em instituições. [47]

Há uma necessidade urgente de profissionais multidisciplinares adequadamente treinados. A Academia Indiana de Pediatria (IAP) e a Associação Médica Indiana (IMA) estão cientes de que quase nenhum treinamento é dado a estudantes de medicina, médicos e profissionais de saúde infantil aliados sobre Direitos e Proteção da Criança e sobre como relatar casos de Abuso Infantil. Portanto, a IAP e a IMA defenderam mudanças necessárias no currículo, ensino, treinamento e prática de profissionais médicos e alunos de graduação. É obrigatório que todos os profissionais médicos denunciem casos de abuso infantil, por exemplo, um caso de abuso sexual infantil, deve ser relatado sob o "The Protection of Children from Sexual Offenses Act (POCSO), 2012". [48]

Medidas tomadas pelo Governo para proteger a criança

Várias medidas foram tomadas após o estudo do MCWD sobre abuso infantil realizado em 2006, para proteger as crianças da violência e do abuso, o Integrated Child Protection Scheme é uma delas. Um serviço CHILDLINE em 1998–1999 foi lançado pelo MCWD. Este serviço de emergência gratuito 24 horas fornece assistência a crianças que precisam de cuidados e proteção. Um total de 27 milhões de chamadas foram atendidas até março de 2015. Ele opera em 473 cidades/distritos em 34 estados e Territórios da União em toda a Índia.

O Governo tomou várias medidas legislativas e políticas para proteger os direitos das crianças no país, uma das quais é a Política Nacional para Crianças, uma comissão governamental, estabelecida por um Ato do Parlamento em 2005, dá a máxima prioridade ao direito à vida, saúde e nutrição e também dá importância ao desenvolvimento, educação, proteção e participação. A comissão tem células especiais nas escolas para resolver problemas de uma criança. Tortura mental e física contra crianças será examinada por essas células e reclamações sobre assédio sexual, assédio mental, favoritismo etc. devem ser informadas à Autoridade de Serviços Jurídicos de Taluk/Distrito dentro de 48 horas. [49]

Questões médico-legais

A profissão médica é considerada uma das profissões mais nobres do mundo e tem sua própria lei ética e código de conduta. Hoje em dia, a relação entre paciente-médico se tornou mais formal e estruturada.

Um caso médico-legal é aquele em que, além do tratamento médico, investigações por agências de aplicação da lei são essenciais para fixar a responsabilidade em relação ao estado/condição atual do paciente. [50] Os casos médico-legais (MLC) são parte integrante da prática médica que é frequentemente encontrada por oficiais médicos de acidentes (CMO). O CMO assistente tem autoridade para decidir se o caso deve ser registrado como médico-legal ou não. Mesmo que o incidente (por exemplo, trauma) tenha ocorrido há vários dias, se a reclamação merecer um MLC, então o MLC deve ser registrado. A falha em preservar as amostras necessárias para exame subsequente no Laboratório de Ciências Forenses em um caso criminal sem inquérito pode tornar um médico passível de ser acusado sob IPC 201, punível com prisão de até 7 anos e multa, por causar desaparecimento de evidências. [51]

Casos de suspeita de acidente, envenenamento, queimaduras, casos de suspeita ou evidência de agressão sexual/aborto criminoso/envenenamento ou intoxicação/autoinflição de ferimentos ou tentativa de suicídio, casos de inconsciência onde sua causa não é natural ou não é clara, comatoso ou uma pessoa morta devem ser registrados em um caso médico-legal. [52] Em um caso onde a condição não é séria e o CMO não suspeita de nenhuma ação suja, o fato deve ser registrado no registro de vítimas com as razões sob a assinatura (do paciente). No entanto, descobertas detalhadas e tratamento administrado devem sempre ser registrados no registro de vítimas. Todos esses casos devem ser carimbados MLC e devem ser atendidos após serem registrados no posto policial do hospital ou após a polícia ser informada. Mas em caso de emergência, o tratamento de primeiros socorros deve ser prontamente administrado antes da documentação ou outras formalidades médico-legais. Duas cópias do relatório MLC geralmente são preparadas (três em casos de suspeita de envenenamento). A cópia original é entregue ao policial responsável e a duplicata é mantida em custódia segura. Antes da alta dos casos de MLC, a polícia deve ser informada sobre os mesmos e, em caso de morte de um caso admitido, a polícia deve ser informada e o corpo entregue a eles.

Casos médico-legais com lesões, agressões e ferimentos na lei indiana

As palavras lesão, agressão e machucado são invariavelmente usadas por médicos na prática hospitalar e são usadas como sinônimos. Mas todas as três têm um significado diferente conforme a lei. [53] É definido pelo Código Penal Indiano como abaixo:

Lesão : A Seção 44 do IPC define lesão como qualquer dano causado ilegalmente a qualquer pessoa no corpo, mente, reputação ou propriedade.

Agressão : A Seção 351 do IPC define agressão como uma oferta ou ameaça ou tentativa de aplicar força no corpo de outra pessoa de forma hostil. Pode ser uma agressão comum/simples ou uma intenção de assassinato.

Ferimento : A Seção 319 do IPC define ferimento como aquele que causa dor física, doença ou enfermidade a qualquer pessoa.

O médico que estiver certificando um relatório de lesão deve ter em mente as disposições penais (conforme abaixo) exigidas pela polícia para registrar o caso.

- Lesão simples: Seção 323 do Código Penal Indiano.
- Lesão simples causada por armas perigosas: Seção 324 do Código Penal Indiano.
- Lesão grave: Seção 325 do Código Penal Indiano.
- Lesão grave causada por armas perigosas: Seção 326 do Código Penal Indiano.
- Lesão perigosa: Seção 307 do Código Penal Indiano.
- Lesão com probabilidade de causar morte: Seção 304 do Código Penal Indiano.
- Lesão suficiente para causar morte: Seção 302 do Código Penal Indiano.
- Causar dano por meio de veneno: Seção 328 do Código Penal Indiano.

Para um profissional médico prever o resultado de cada caso é difícil, então, a melhor maneira de lidar com questões médico-legais é preveni-las e proteger o médico contra processos por negligência. **Raveesh BN, Nayak RB, Kumbar SF em 2016** publicaram um artigo no qual mencionaram que processos por negligência médica podem ser minimizados mantendo os pacientes satisfeitos, aderindo a políticas e procedimentos, desenvolvendo cuidados centrados no paciente e conhecendo maneiras de se defender contra julgamentos de negligência.

Ter responsabilidade profissional abrangente, o seguro é uma necessidade na sociedade litigiosa atual. [54]

Os profissionais médicos devem estar bem familiarizados com as diretrizes existentes ao lidar com casos médico-legais. O médico deve examinar e tratar cuidadosamente o paciente, registrar a data, a hora, o local, quem o trouxe e o achado do exame, e também registrar a declaração de morte se a pessoa estiver à beira da morte. De acordo com a Seção 39 do Código de Processo Penal da Índia, é dever legal do médico assistente relatar o caso à delegacia de polícia mais próxima imediatamente após concluir o atendimento médico primário que salva vidas. [55]

PREVALÊNCIA DE ABUSO INFANTIL NA ÍNDIA

O abuso infantil é prevalente na Índia, assim como em muitos outros países, e há uma necessidade de entender suas dimensões e complexidades. As crianças são frequentemente alvos de abuso devido à sua vulnerabilidade e medo de revelar a natureza do abuso por medo e ausência de conhecimento sobre o abuso.

Em um estudo de revisão realizado em 2013 para explorar o conteúdo dos artigos publicados\relatórios sobre abuso infantil na Índia de periódicos científicos e jornais identificando áreas e lacunas para pesquisas futuras e desenvolvimento de programas. Em vários periódicos científicos Durante os anos de 2007-2012, vários artigos publicados em periódicos científicos e versões online de jornais em inglês (2007-2012) na Índia foram pesquisados usando mecanismos de busca como 'PubMed' e 'Google'. E os resultados revelaram que as manifestações do abuso que levaram à identificação foram principalmente físicas (23,7%), seguidas por psicológicas (5,3%)], enquanto a maioria dos casos não foi relatada (71,1%). O mecanismo de relato do incidente também não estava disponível na maioria dos artigos (60,5%), os padrões mais comuns de relato foram crianças que confiaram em seus pais que, por sua vez, informaram as autoridades (18,4%). Os outros mecanismos incluíam os pais a denunciarem às autoridades (10,5%), os familiares a denunciarem às autoridades (7,9%) e os vizinhos a denunciarem às autoridades (2,6%). [56]

De acordo com a OMS, estudos de prevalência de maus-tratos infantis mostram que a prevalência ao longo da vida de abuso físico é de 17,4%, de abuso sexual de 7,2% e de abuso emocional de 23,4%. [57] National criminal records bureau, Ministry of home affairs, Govt. of India (2016) [58] fornece as estatísticas mostradas na Figura 5, Figura 6 e Figura 7.

Crime Head	Crime Incidence			Crime Rate			Percentage Variation	
	2014	2015	2016	2014	2015	2016	2014 - 2015	2015 - 2016
Total Crime against Children	89,423	94,172	1,06,958	20.1	21.1	24.0	5.3%	13.6%

Figura 5. Gabinete Nacional de Registos Criminais, Ministério dos Assuntos Internos, Governo da Índia (2016) [58]

Cortesia: Moody G et al 2018 [36]

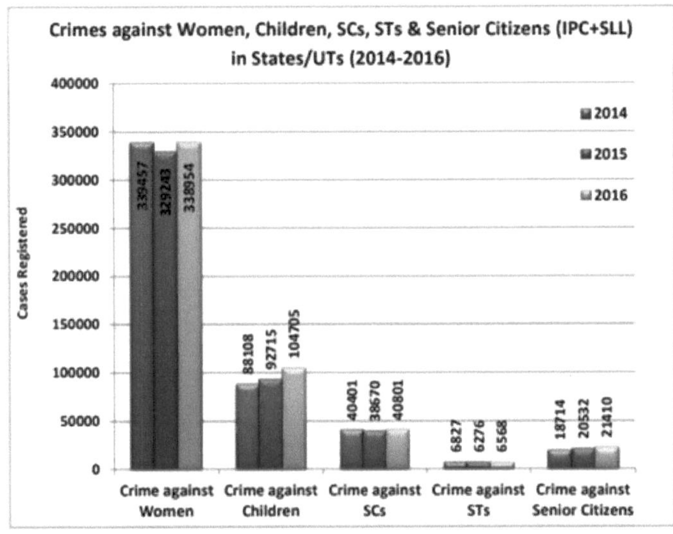

Figura. 6 National criminal records bureau, Ministério de Assuntos Internos, Governo da Índia (2016) [58]

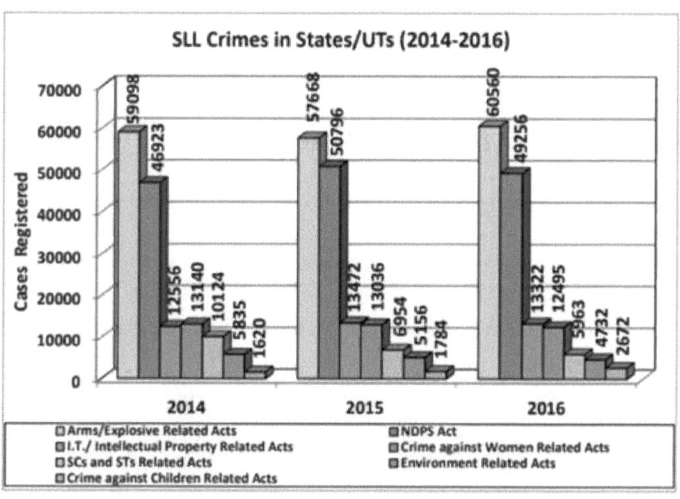

Figura. 7 National criminal records bureau, Ministério de Assuntos Internos, Governo da Índia (2016)

58

Um bom número de pessoas não conhece o termo abuso e negligência infantil. As causas do abuso e negligência infantil variam de cultura para cultura. Mas, em geral, o abuso físico, emocional e sexual é mais comum entre crianças de estratos sociais mais baixos, enquanto o abuso psicológico é mais prevalente entre crianças de estratos sociais mais altos.

Crianças que vivem em áreas urbanas de favelas são submetidas a todo tipo de abuso infantil e negligência; elas dificilmente têm oportunidade de estudar e não têm acesso a instalações de saúde. Pais na Índia rural com status socioeconômico precário têm uma tendência a enviar seus filhos para áreas urbanas em busca de empregos. Crianças do sexo masculino estão envolvidas em uma variedade de atividades econômicas, como trabalhar em barracas de chá, mercearias, garagens, trabalhar como catadores de lixo, enquanto crianças do sexo feminino trabalham principalmente como empregadas domésticas. Para seus pais, a principal expectativa é que pelo menos seus filhos recebam alguma comida e algum dinheiro no final do mês, o que complementará sua renda familiar, não importa quanto recebam por seus serviços. Deb. S conduziu em 2005 um estudo sobre 120 crianças trabalhadoras migrantes trabalhando em domicílios, barracas de chá, garagens e lojas no sul de Calcutá. Ele revelou que há um grande número de crianças que são abusadas, de uma forma ou de outra, seja física, mental ou sexualmente. [59]

O cenário crescente de crimes na Índia tem observado que a maioria dos crimes são cometidos por jovens que foram negligenciados, abusados e privados de seus direitos básicos em seus anos de formação de vida. **Thilagaraj e Priyam Vadha em 2000** observaram que crianças de rua são usadas como instrumentos de vigaristas profissionais para fugir da polícia e da vigilância em um estado. Para as pessoas do submundo, especialmente aquelas que estão envolvidas no crime organizado, essas crianças negligenciadas são seus recursos para cumprir seus interesses pessoais. [60]

Kumar MT et al em 2019 conduziram um estudo para registrar uma prevalência de um ano e ao longo da vida de exposição à violência, abuso físico, abuso emocional, abuso sexual e negligência usando a Ferramenta de Triagem de Abuso Infantil da Sociedade Internacional para a Prevenção do Abuso e Negligência Infantil (ISPCAN) - Versão Infantil, Doméstica (ICAST-CH), que revelou que a prevalência de um ano de qualquer abuso foi de 89,9%. [61]

TIPOS DE ABUSO

O abuso é dividido em quatro categorias para fins de política, pesquisa e tratamento. Diferentes tipos de abuso têm diferentes efeitos, diferentes tipos de perpetradores e diferentes tipos de intervenções. O termo "Abuso Infantil" pode ter diferentes conotações em diferentes ambientes culturais e situações socioeconômicas. Uma definição universal de abuso infantil no contexto indiano não existe e ainda precisa ser definida.

Profissionais de saúde devem permanecer alertas para fatores de risco que podem aumentar a probabilidade de abuso e maus-tratos infantis. Fatores de risco podem ser características de um cuidador ou de uma criança e podem passar despercebidos.

Os Centros de Controle e Prevenção de Doenças (CDC) citam vários fatores de risco do cuidador, como; falta de compreensão dos pais sobre as necessidades das crianças, desenvolvimento infantil e habilidades parentais; histórico dos pais de maus-tratos infantis na família de origem, abuso de substâncias e/ou problemas de saúde mental, incluindo depressão na família; cuidadores não biológicos e temporários em casa (por exemplo, parceiro masculino da mãe). Características parentais, como pouca idade, baixa escolaridade, monoparentalidade, grande número de filhos dependentes e baixa renda também podem ser um fator de risco que pode aumentar a probabilidade de abuso e maus-tratos infantis. [62]

Existem várias características das crianças que foram determinadas como fatores de risco, como crianças menores de 4 anos, uma criança com necessidades especiais que podem aumentar a carga do cuidador, crianças com deficiência física/intelectual/mental ou qualquer tipo de doença física crônica que pode dar origem a maus-tratos ou abuso infantil. [63]

ABUSO FÍSICO

Abuso físico é infligir ferimentos físicos a uma criança. Isso pode incluir queimar, bater, socar, sacudir, chutar, bater ou machucar uma criança de outra forma. O pai ou responsável pode não ter a intenção de machucar a criança. Pode, no entanto, ser o resultado de excesso de disciplina ou punição física inapropriada para a idade da criança. [33]

Abuso físico é uma das formas mais comuns de maus-tratos infantis. Pode ser suspeito quando um bebê ou uma criança é apresentada com hematomas inexplicáveis ou ferimentos graves. Pode ser suspeito em casos em que os pais parecem saber pouco sobre a saúde de seus filhos ou parecem despreocupados com um ferimento óbvio, ou relutantes em descrever o médico ou amigos sobre o ferimento de seus filhos. [20,21,28]

Alguns indicadores para identificar abuso físico são fornecidos abaixo:

1. Marcas de mordida
2. Hematomas incomuns
3. Lacerações
4. Queimaduras
5. Alta incidência de acidentes ou ferimentos frequentes
6. Fraturas em locais incomuns
7. Lesões, inchaços no rosto e extremidades
8. Descoloração da pele

Indicadores comportamentais na criança

- Evita contato físico com outras pessoas
- Apreensivo quando outras crianças choram
- Usa roupas para esconder ferimentos propositalmente, ou seja, mangas compridas
- Recusa-se a despir-se para a educação física ou para os exames físicos obrigatórios na escola
- fornece versões inconsistentes sobre a ocorrência de ferimentos, queimaduras, etc.
- parece assustado pelos pais
- frequentemente atrasado ou ausente da escola
- chega cedo à escola e parece relutante em ir para casa depois
- tem dificuldade em se relacionar com os outros,
- pouco respeito pelos outros
- excessivamente dócil, retraído, cede facilmente e permite que outros façam por ele/ela sem protestar
- Joga agressivamente, muitas vezes machucando os colegas
- Queixa-se de dor ao movimento ou contato
- Tem um histórico de fuga de casa
- Relata abusos por parte dos pais/cuidadores. [62]

Indicadores parentais/familiares em famílias abusivas

- Muitos problemas pessoais e conjugais
- Estresse econômico
- Pais que foram criados em lares onde o castigo excessivo era a norma e usam disciplina severa com os próprios filhos
- Altamente moralista

- Histórico de abuso de álcool ou drogas, ficam facilmente chateados e têm baixa tolerância à frustração
- Essas famílias são antagônicas, desconfiadas e temerosas de outras pessoas
- Antissocial, sem rede de apoio de parentes ou amigos
- Veja a criança como algo mau ou maligno.
- Pouco ou nenhum interesse no bem-estar da criança
- Não responda adequadamente à dor da criança
- Culpar os filhos pelos ferimentos
- Criticar constantemente e ter expectativas inadequadas em relação à criança
- Leve a criança a diferentes médicos, hospitais ou dentistas para cada lesão

Whipple EE e Webster-Stratton C conduziram um estudo em 1991 para examinar o papel de vários componentes do estresse parental em famílias fisicamente abusivas e não abusivas com crianças com transtorno de conduta. Famílias fisicamente abusivas geralmente têm baixa renda, tinham mães mais jovens com menos educação, relatavam com mais frequência um histórico familiar de abuso infantil e eram mais propensas a abusar de álcool ou drogas. Pais abusivos batiam em seus filhos significativamente mais frequentemente do que os pais não abusivos, e mães abusivas tinham a maior frequência de declarações críticas direcionadas a seus filhos. Mães abusivas relataram mais insatisfação conjugal e isolamento social do que suas contrapartes não abusivas. [64]

Jessee SA em 1995 realizou uma pesquisa para descobrir a incidência de manifestações físicas de abuso infantil na cabeça entre 266 crianças no Texas Children's Hospital em Houston, Texas. Com uma distribuição uniforme de abuso físico por gênero, descobriu-se que 74,8 por cento das crianças tinham menos de três anos e cada caso foi examinado por um médico. O rosto foi ferido com mais frequência onde contusão ou equimose de tecido mole foram vistas. Os resultados também revelaram que cerca de 66,2 por cento das crianças revisadas tiveram algum tipo de lesão na cabeça, rosto, boca ou pescoço, apenas sete casos, ou seja, cerca de 2,6 por cento, tiveram lesão intraoral.6

Mammen OK, Kolko DJ e Pilkonis PA examinaram em 2002 a relação entre afeto negativo e agressão de pais para filhos em pais denunciados aos Serviços de Proteção à Criança por abuso físico e concluíram que o afeto negativo dos pais contribui para o abuso físico que envolve um ato agressivo direcionado à criança. As descobertas também sugerem que a agressão de pais para filhos pode ter qualidades de agressão impulsiva motivada por afeto negativo que ocorre em resposta a eventos aversivos. 65

Perez-Albeniz A e de Paul J realizaram em 2004 uma pesquisa para estudar a empatia em pais de alto risco para abuso físico infantil e concluíram que pais de alto risco para abuso físico infantil apresentam um déficit tanto na empatia geral quanto na empatia para com seus familiares. 66

Rodrigues et al em 2011 investigaram se o apego mais fraco das mães aos seus pais estava associado ao seu potencial atual aumentado de abuso infantil e estilo disciplinar disfuncional independente de um histórico pessoal de abuso infantil. Os resultados foram sugestivos de que o apego fraco previu significativamente práticas parentais disfuncionais e potencial elevado de abuso infantil e também destacou a importância da qualidade geral do relacionamento entre os pais e a criança na formação potencial de risco futuro de abuso. [67]

Pagare conduziu em 2019 um estudo sobre Abuso Físico e Sexual e Problemas Comportamentais entre meninos e revelou que cerca de 76,7% dos indivíduos relataram abuso físico. No exame clínico, entre as crianças abusadas fisicamente (n=145), sinais físicos foram observados em 49,7% e sinais comportamentais em 22,8%. Os perpetradores mais comuns de abuso físico foram os pais (55,2%). Também foi descoberto que o abuso físico estava significativamente associado à violência doméstica, uso de substâncias na família, padrasto, uso de substâncias pela criança, fuga de casa e status de trabalho. [68]

Ray M e Iyer AN realizaram em 2019 uma pesquisa em Bengala Ocidental conduzida pela Save the Children e Tulir em 2006 entre crianças trabalhadoras domésticas que revelou que quase 70% das crianças trabalhadoras domésticas haviam sofrido abuso físico. Em cerca de 41,5% dos casos, o agressor era da família dos empregadores, 46,6% das crianças sofreram abuso grave que as deixou com ferimentos corporais, das quais 25,3% relataram que foram cortadas ou machucadas como resultado da violência. Cerca de 25% das crianças trabalhadoras domésticas relataram que o abuso ainda estava acontecendo com elas. [69]

Castigo corporal

O abuso físico também pode ser resultado de disciplina parental e/ou escolar na qual uma criança é punida por castigos corporais de várias formas. No entanto, há grandes diferenças culturais na interpretação do castigo corporal como abuso. Há muitos países ocidentais que classificam o castigo corporal de qualquer tipo como abuso físico, embora isso não seja verdade para os Estados Unidos ou Canadá. Na verdade, vinte e três estados dos EUA permitem castigos corporais no sistema escolar público (National Coalition to Abolish Corporal Punishment in Schools 2001). [70]

Há alguns países onde o castigo corporal de crianças é aceito. Chicotear uma criança ainda é permitido como uma forma de punição em escolas governamentais no Sri Lanka, e pais e professores acreditam que têm o direito de impor castigos corporais. [71]

Uma Segal conduziu um estudo na população indiana em 1999 e examinou a incidência de abuso físico definido como "disciplina". Seus resultados indicam que 57,9% dos pais declararam que se envolveram em castigos corporais "normais", 41% em disciplina "abusiva" e 2,9% em disciplina "extrema". [72]

Onyango PP e Kattambo VW em 2001 apresentaram um estudo que revelou que o castigo físico é uma forma aceitável de disciplinar crianças no Quênia. **Muntean e Roth em 2001** declararam que cerca de 96 por cento da população na Romênia se sente confortável em bater em uma criança como uma forma de disciplina e não sente que isso resultaria em qualquer impacto negativo no desenvolvimento da criança. Crianças que foram abusadas correm maior risco de revitimização em estágios posteriores da vida. [73]

Foshee et al. conduziram um estudo em 2004 no qual foi descoberto que, tanto para meninos quanto para meninas, ser espancado por um adulto, o que é uma forma de abuso físico, aumenta significativamente a probabilidade de se tornarem vítimas de violência no namoro mais tarde. [74]

Srinath S et al em 2005 realizaram uma pesquisa em Bangalore que revelou que abuso físico e transtorno mental parental estavam significativamente associados a transtornos psiquiátricos. Na Índia, as taxas de prevalência de morbidade psiquiátrica em crianças de 0 a 16 anos foram consideradas menores do que os números ocidentais. [75]

Kim et al. em 2009 encontraram uma associação significativa entre ter sofrido abuso físico e emocional e, mais tarde, ter sofrido outras formas de vitimização, como ter sido roubado, atacado com uma arma ou estuprado ou abusado sexualmente. [76]

Os dados do sistema nacional de abuso e negligência infantil dos EUA (2009) revelaram uma prevalência de abuso físico de 18%, abuso sexual de 10%, abuso emocional de 8% e o restante como casos de negligência infantil. [77,78] Na Índia, a pesquisa do Ministério da Mulher e do Desenvolvimento Infantil (2007) revelou que a prevalência de todas as formas de abuso infantil é extremamente alta, onde o abuso físico é de 66%, o abuso sexual de 50% e o abuso emocional de 50%. [79]

Mathur M, Rathore P e Mathur M conduziram em 2009 uma pesquisa transversal para examinar a prevalência, o tipo e a intensidade do abuso em crianças de rua na cidade de Jaipur, Índia. Os resultados revelaram um número maior de crianças (61,8%) pontuadas na categoria "moderada" de abuso, enquanto 36,6% das crianças indicaram abuso nas categorias "grave" e "muito grave" na intensidade do abuso. Uma correlação positiva significativa de abuso com o aumento da "idade" e "renda" das crianças de rua; e a ocorrência de maus-tratos e negligência "multitipo" em crianças de rua estava claramente presente. [8]

ABUSO SEXUAL

Abuso sexual é considerado um comportamento sexual inapropriado com uma criança. Inclui acariciar os genitais de uma criança, fazer a criança acariciar os genitais do adulto, relação sexual, incesto, estupro, sodomia, exibicionismo e exploração sexual. Para ser considerado "abuso infantil", esses atos devem ser cometidos por uma pessoa responsável pelo cuidado de uma criança (por exemplo, uma babá, um pai ou um provedor de creche) ou relacionado à criança. Se um estranho cometer esses atos, isso seria considerado agressão sexual e tratado exclusivamente pela polícia e tribunais criminais. [33]

O abuso sexual infantil é encontrado em todas as culturas, raças e classes da sociedade. Meninas são abusadas sexualmente com mais frequência do que meninos. Isso pode ser devido à tendência dos homens de não denunciar sua vitimização. Não há um perfil específico de um molestador de crianças ou da vítima típica. Mesmo alguém altamente respeitado na comunidade, por exemplo, um padre, um professor ou treinador, pode ser culpado de abuso sexual infantil.

Abuso sexual infantil (CSA) é o envolvimento de uma criança em atividade sexual que ela não compreende totalmente, é incapaz de dar consentimento informado ou que viola as leis ou tabus sociais da sociedade.

Contato sexual abusivo

Inclui o toque intencional, seja diretamente ou através da roupa, do seguinte:

- Genitália (pênis ou vulva)
- Ânus
- Virilha
- Seios
- Parte interna da coxa
- Nádegas

Pode ser realizado pelo cuidador na criança ou pela criança no cuidador. [23] O contato sexual abusivo não inclui o toque necessário para o cuidado normal ou atenção às necessidades diárias da criança.

Abuso sexual sem contato

Abuso sexual sem contato não inclui contato físico de natureza sexual entre o cuidador e a criança. Inclui um ato que expõe uma criança à atividade sexual (por exemplo, pornografia; voyeurismo da criança por um adulto; exposição intencional de uma criança ao exibicionismo), filmagem de uma criança de forma sexual, assédio sexual de uma criança ou prostituição de uma criança/tráfico sexual. [81]

Formas graves de abuso sexual incluem agressão, incluindo estupro e sodomia, tocar ou acariciar uma criança, exibicionismo (forçar uma criança a exibir suas partes íntimas do corpo ou se exibir diante de uma criança), fotografar uma criança nua, enquanto outras formas de abuso sexual incluem: beijo forçado, investidas sexuais em direção a uma criança durante uma viagem, investidas sexuais em direção a uma criança durante situações de casamento e exposição de uma criança a materiais pornográficos.

Sinais de abuso sexual:

- Uma criança terá dificuldade para andar ou sentar. [82]
- De repente se recusa a trocar de roupa para ir à academia ou participar de atividades físicas.
- Relata pesadelos ou enurese noturna.
- Experimenta uma mudança repentina no apetite.
- Demonstra conhecimento ou comportamento sexual bizarro, sofisticado ou incomum.
- Ficar grávida ou contrair uma doença venérea, principalmente se tiver menos de 14 anos.
- Relata abuso sexual por parte de um dos pais ou de outro adulto responsável.

- Considere a possibilidade de abuso sexual quando o pai ou outro cuidador adulto:
- Protege indevidamente a criança ou limita severamente o contato da criança com outras crianças, especialmente do sexo oposto.
- É reservado e isolado.
- É ciumento ou controlador com membros da família.
- Ser excessivamente afetuoso ou ter conhecimento sexual de forma inapropriada para a idade da criança
- Problemas médicos como coceira crônica, dor nos órgãos genitais, doenças venéreas
- Outras reações extremas, como depressão, automutilação, tentativas de suicídio, fugas, overdoses, anorexia
- Mudanças de personalidade, como tornar-se inseguro ou apegado
- Regredir para padrões de comportamento mais jovens, como chupar o dedo ou trazer brinquedos de pelúcia descartados
- Incapacidade de concentração
- Falta de confiança ou medo de alguém que conhece bem, como não querer ficar sozinho com uma babá ou cuidadora
- Fique preocupado com a remoção de roupas. [83]
- De repente, desenhando imagens sexualmente explícitas
- Tentando ser "ultra-bom" ou perfeito; exagerando nas críticas. [84,85]

Finkelhor e Dziuba-Leatherman conduziram em 1994 uma pesquisa telefônica com 2.000 crianças de 10 a 16 anos e descobriram que a taxa de incidência para meninas era de 3,2% e 0,6% para meninos para abuso sexual infantil por contato. [85]

Briere e Elliott examinaram em 2003 a prevalência e as sequelas psicológicas do abuso sexual e físico na infância em adultos da população em geral por meio de um questionário enviado pelo correio. Um serviço nacional de amostragem gerou uma amostra aleatória estratificada de 1.442 indivíduos nos EUA. Cerca de 935 (64,8%) indivíduos completaram a pesquisa, onde 66 homens e 152 mulheres (14,2% e 32,3%, respectivamente) relataram experiências de abuso sexual na infância, e 22,2% dos homens e 19,5% das mulheres preencheram os critérios para abuso físico. [86]

Pagare D et al em 2005 conduziu um estudo para avaliar a magnitude e o padrão de abuso sexual entre internos do sexo masculino de uma casa de observação em Delhi. O abuso sexual foi avaliado usando a escala de Finkelhor e o Child Maus-tratos Auto-Relato seguido por exame clínico usando as diretrizes da American Medical Association. Cerca de 61,1% apresentaram sinais físicos e 40,2% apresentaram sinais comportamentais de abuso sexual no exame clínico. Sexo forçado foi relatado por 44,4% das vítimas e 25% apresentaram sinais sugestivos de doenças sexualmente transmissíveis. A proporção máxima de abuso foi relatada nas faixas etárias de 8 a 10 anos. [87]

Yildirim et al em 2011 realizaram uma pesquisa na qual uma taxa de incontinência de 30,76% e 23,3% no grupo abusado sexualmente e no grupo controle, respectivamente, foi relatada e as taxas de incontinência diurna, enurese noturna, incontinência diurna, urgência e manobras de continência foram de 25,7%, 17,1%, 22,9%, 42,9% e 20%, respectivamente, no grupo de toque sexual, enquanto foram encontradas 5,9%, 0%, 0%, 17,6% e 5,9%, respectivamente, no grupo de penetração sexual também foi revelado. [88]

Alaggia R, Collin-Vézina D, Lateef R em 2018 conduziram um estudo de revisão onde se concentrou em divulgações de CSA com crianças, jovens e adultos ao longo do curso de vida. Cerca de 33 estudos desde 2000 até 2016 foram identificados e analisados para extrapolar as descobertas mais convincentes. Concluiu-se que ainda há um número substancial de crianças e jovens que são submetidos a abuso sexual, apesar dos esforços preventivos. [89]

Choudhary V et al em 2018 publicou um relatório sobre abuso sexual infantil na Índia, onde bancos de dados de literatura eletrônica (PubMed, POPLINE e PsycINFO) para artigos publicados em inglês sobre abuso sexual infantil na Índia entre 1º de janeiro de 2006 e 1º de janeiro de 2016 foram extraídos. Os resultados revelaram que a prevalência variou de 4% a 41% em estudos conduzidos exclusivamente entre mulheres jovens com menos de 18 anos de idade. E entre os meninos foi de 4% a 57%. [90]

Fatores de risco para abuso sexual infantil

- Gênero - Cerca de 2,5 a 3 vezes mais meninas correm risco do que meninos, embora aproximadamente 22% a 29% de todas as vítimas de CSA sejam homens. [91,92]
- Idade - Aproximadamente 10% das vítimas estão entre 0 e 3 anos. A porcentagem quase triplica (28,4%) na idade de 4 a 7 anos, para 8 a 11 anos um quarto (25,5%) dos casos, com crianças de 12 anos ou mais respondendo pelo terço restante (35,9%) dos casos.
- Deficiências - Crianças com deficiência física, como cegueira, surdez, deficiência mental ou outros distúrbios comportamentais, também correm maior risco de abuso, especialmente se a família não tiver recursos socioeconômicos para ajudá-las. [93]
- Status socioeconômico – estudos de pesquisa descobriram que o baixo status socioeconômico é um dos fatores de risco mais poderosos para abuso físico e negligência.
- Raça e etnia – poucos estudos descobriram que as meninas latinas têm problemas emocionais e comportamentais piores do que as meninas afro-americanas ou brancas. [94]

- Constelação familiar – a ausência de um ou ambos os pais, a presença de um padrasto em casa dobra o risco para as meninas, não apenas de serem abusadas pelo padrasto, mas também de serem abusadas por outros homens antes da chegada do padrasto em casa. Alguns estudos mostraram que deficiências parentais, como doenças maternas, alcoolismo materno, ausências maternas prolongadas, abuso de substâncias pelos pais, conflitos conjugais sérios, isolamento social e parentalidade punitiva, foram todos associados ao aumento do risco de abuso sexual infantil. [91,95]

Asskin et al em 2019 conduziram uma revisão meta-analítica sobre fatores de risco para vitimização por abuso sexual infantil, onde um total de 765 fatores de risco (putativos) foram extraídos de 72 estudos, que foram classificados em 35 domínios de risco. Os riscos identificados estavam relacionados a problemas parentais, problemas parentais (por exemplo, baixa qualidade da relação pai-filho), uma estrutura familiar não nuclear (por exemplo, ter um padrasto), problemas familiares (por exemplo, isolamento social), problemas infantis (por exemplo, ter uma condição crônica mental/física) e outras características infantis. Concluiu-se que uma perspectiva ecológica na prevenção da vitimização por CSA é necessária. [96]

ABUSO EMOCIONAL

Abuso emocional também é conhecido como abuso verbal, abuso mental e maus-tratos psicológicos. Inclui atos ou falhas de ação por pais ou cuidadores que causaram ou podem causar traumas comportamentais, cognitivos, emocionais ou mentais sérios. Isso pode incluir pais/cuidadores usando formas extremas e/ou bizarras de punição, como confinamento em um armário ou quarto escuro ou ser amarrado a uma cadeira por longos períodos de tempo ou ameaçar ou aterrorizar uma criança. Atos menos severos, mas não menos prejudiciais, são menosprezar ou rejeitar o tratamento, usar termos depreciativos para descrever a criança, tendência habitual de culpar a criança ou torná-la um bode expiatório. [33]

O cérebro em desenvolvimento de uma criança é altamente sensível, e o estado crônico de medo e estresse que essas crianças vivenciam impede que o cérebro se desenvolva normalmente. Em vez disso, o cérebro é influenciado adversamente por padrões anormais de atividades neurológicas e substâncias químicas cerebrais. Um ambiente violento terá efeitos adversos nos cérebros das crianças mais novas. [97]

As crianças também podem ser prejudicadas pela exposição ao abuso de outras pessoas. As crianças que testemunham violência em casa sofrem mudanças na constituição anatômica e fisiológica do seu sistema nervoso central. Uma criança pode desenvolver transtorno de estresse pós-traumático (TEPT) que testemunha violência doméstica em tenra idade e, se não houver intervenção, ela pode desenvolver mudanças permanentes em sua personalidade, bem como em sua capacidade de interagir efetivamente na sociedade como um adulto. Essas crianças podem demonstrar distúrbios do sono, irritabilidade, temas de brincadeiras repetitivas e desorganização. As intervenções antes dos 7 anos são as mais bem-sucedidas, por isso é importante reconhecer os sintomas e intervir o mais cedo possível. [98]

Sinais de abuso emocional

- Demonstra extremos no comportamento, como comportamento excessivamente complacente ou exigente, passividade extrema ou agressividade.
- É inapropriadamente adulto (criando outras crianças, por exemplo) ou inapropriadamente infantil (balançando a cabeça ou batendo a cabeça com frequência, por exemplo).
- Está atrasado no desenvolvimento físico ou emocional.
- Tentou suicídio.
- Relata falta de apego aos pais.
- Considere a possibilidade de maus-tratos emocionais quando o pai ou outro cuidador adulto:
- Constantemente culpa, menospreza ou repreende a criança.
- Não se preocupa com a criança e se recusa a considerar ofertas de ajuda para os problemas dela.
- Rejeita abertamente a criança. [99]
- Distúrbios repentinos da fala
- Autodepreciação contínua ('Sou estúpido, feio, inútil, etc.')
- Reação exagerada a erros
- Medo extremo de qualquer situação nova
- Resposta inadequada à dor ('Eu mereço isso')
- Comportamento neurótico (balanço, torção do cabelo, automutilação)
- Admitir que são punidos, mas a punição é excessiva (como uma criança sendo espancada todas as noites para "obrigá-la a estudar")
- Medo de que o suspeito de abuso seja contactado

Um pai ou responsável ou pessoa legalmente responsável exibindo indicadores comportamentais que podem estar maltratando/negligenciando emocionalmente uma criança. Isso pode incluir; tratar crianças na família de forma desigual, não se importar muito com os problemas da criança, culpar ou menosprezar a criança; eles geralmente são frios e rejeitam a criança e também se comportam de forma inconsistente com a criança.

Dube et al. em 2001 realizaram uma pesquisa na qual relataram um risco aumentado de tentativas de suicídio ao longo da vida entre pacientes de cuidados primários com histórico de abuso na infância, conforme medido pela Escala de Experiências Adversas na Infância (ACE). [100] Existem muitos fatores que podem aumentar o risco de abuso infantil, incluindo fatores individuais, familiares, sociais e ambientais. Tais fatores individuais e familiares podem incluir um indivíduo abusado quando criança, problemas de apego, problemas crônicos de comportamento, divórcio, mudanças frequentes, ambiente hostil, isolamento de amigos e familiares, baixa autoestima, problemas médicos, deficiência mental ou física, problemas de saúde mental, relacionamentos não biológicos. Fatores sociais e ambientais incluiriam; rede social ruim, pobreza, prematuridade, estilos punitivos de criação de filhos, abuso de substâncias, desemprego, expectativas irrealistas e pais jovens.

Agid et al em 1999 conduziram uma pesquisa onde a perda parental precoce (devido à morte parental ou separação permanente antes dos 17 anos) entre indivíduos com depressão maior, transtorno bipolar e esquizofrenia foram comparados aos de indivíduos de controle saudáveis pareados. A perda de um dos pais durante a infância aumentou significativamente a probabilidade de desenvolver depressão maior durante a vida adulta (OR ¼ 3,8, p ¼ 0,001). O efeito da perda devido à separação permanente (p ¼ 0,008) foi mais marcante do que a perda devido à morte; assim como a perda antes dos 9 anos (OR ¼ 11,0, p ¼ 0,003) em comparação com a infância e adolescência posteriores. A perda parental precoce também foi associada a uma taxa aumentada de transtorno bipolar (OR ¼ 2,6, p ¼ 0,048). [101]

Hill et al em 2000 descobriram que o baixo nível de cuidados maternos e o abuso sexual na infância contribuem independentemente para o risco de desenvolvimento de sintomas depressivos em mulheres adultas. [102]

Mian, Bala e MacMillan conduziram uma pesquisa no Canadá em 2001 na qual descobriram que um histórico de abuso infantil era um dos principais preditores de problemas psicológicos na idade adulta. [103]

Lara & Klein em 1999 e Rutter em 2005 declararam que a má qualidade do ambiente doméstico e a parentalidade prejudicada aumentam o fator de risco de perda parental no desenvolvimento de depressão maior na idade adulta. [104] Uma criança que se envolve em comportamento destrutivo direcionado a ela ou ao ambiente, os profissionais devem considerar abuso ou negligência infantil. Uma família disfuncional pode não reconhecer ou divulgar que a criança é punida excessivamente ou agredida psicologicamente. Essas crianças podem apresentar depressão, transtorno alimentar e comportamento rítmico, acessos de raiva, raiva e transtorno de personalidade.

A depressão pode levar a lesões autoinfligidas em crianças e adolescentes. [105] Bater a cabeça e morder a si mesmo são as formas mais comuns, e a ocorrência de tais comportamentos geralmente é inversamente relacionada ao QI. Comportamentos repetitivos/rítmicos como chupar o polegar, chupar cobertor, rolar o corpo, bater a cabeça, balançar o corpo, masturbação, tricotilomania, enrolar o cabelo, mastigar cabelo, bruxismo, mastigar lábios, roer as unhas, roer as unhas dos pés e outras formas são relativamente comuns. A relação de algumas condições patológicas da cavidade oral com fatores emocionais tem sido discutida na literatura odontológica. Os dentes humanos têm servido como uma arma desde os tempos pré-históricos, então não é surpreendente que homens civilizados possam, em tempos de estresse ou frustração, reverter a tendências primitivas e expressar suas emoções rangendo ou rangendo os dentes. Um leve ranger de dentes opostos pode não ser patológico em si, no entanto, a intensidade e a continuidade desse hábito o tornam patológico. [106]

Antonio AJ et al em 2006 apresentaram um relato de caso de um menino de 7 anos que costumava cerrar os dentes durante o dia e rangia e apertava-os durante o sono. A mãe afirmou que ele sofria de "terror noturno", diagnosticado pelo pediatra, embora não estivesse sendo tratado para isso. Sua mãe também relatou que o bruxismo havia começado 2 anos antes, após a separação dos pais, o que era uma razão para seu bruxismo. [107]

Murali C e Sehasai S em 2018 realizaram uma pesquisa em um total de 21 casos de pica foram observados. Comer cimento em 3 casos, insetos e lama em 4 casos, comer lápis de ardósia e giz em 4 casos, comer solo e lama em 2 casos, comer tinta em 4 casos, comer cabelo e roer unhas em 4 casos foi visto. Eles mencionaram que privação materna, trauma emocional, negligência parental, supervisão deficiente, problemas familiares, gravidez e estrutura familiar desorganizada são algumas questões importantes envolvidas, que são mais comuns em status socioeconômico mais baixo. [108]

Monica N. Melmer e Scott Gutovitz publicaram em 2019 um artigo no qual afirmaram que o quarto Estudo Nacional de Incidência sobre Abuso e Negligência Infantil descobriu que a negligência emocional entre crianças americanas aumentou significativamente nos últimos anos. [84]

Kaur S e Nain J em 2019 apresentaram uma revisão na qual mencionaram que o estresse psicológico parece contribuir para a má saúde bucal sistemicamente em combinação com outras doenças crônicas. Eles observaram que há uma relação positiva entre o estresse atual e a má saúde bucal. O estresse pode motivar os indivíduos a lidar de maneiras prejudiciais à saúde que promovem doenças bucais (por exemplo, uso de substâncias, incluindo drogas ilícitas, álcool e tabaco, dieta inadequada e comportamento sedentário). O estresse pode contribuir para o ranger de dentes, doença gengival, boca seca e aftas e também pode impactar sua rotina de saúde bucal. [109]

SÍNDROME DE MUNCHAUSEN POR PROCURAÇÃO

Síndrome de Munchausen por procuração (MSBP) é uma forma rara de abuso infantil que descreve crianças cujos pais ou cuidadores inventam histórias de doenças e comprovam as histórias fabricando sinais físicos falsos. Essa forma de abuso infantil é muito séria, envolvendo crianças menores de 6 anos, com alto risco de repetição e falha no diagnóstico, podendo resultar na morte da criança. [110]

A síndrome foi descrita pela primeira vez em 1951 por Asher em um grupo de pacientes que inventaram histórias de doenças e fizeram os médicos realizarem procedimentos cirúrgicos desnecessários. [111] A síndrome de Munchausen por procuração (MSBP) é uma forma específica de abuso infantil descrita pela primeira vez por Meadow em 1977. [112]Normalmente, os cuidadores levam a criança ao hospital com sintomas que não podem ser explicados facilmente e ocorrem apenas quando a criança está com os pais. [113]

Alexander R, Smith W e Stevenson R em 1990 apresentaram cinco casos de síndrome de Munchausen por procuração (MSBP) em que mais de uma criança na família foi vitimada. Houve uma alta incidência de histórias psiquiátricas maternas, dificuldades conjugais e síndrome de Münchhausen nas próprias mães. Setenta e um por cento das crianças nas famílias eram conhecidas como vítimas de MSBP; quatro dessas crianças (31%) morreram. [114]

MCclure RJ et al em 1996 realizaram um estudo prospectivo de dois anos para determinar a epidemiologia da síndrome de Munchausen por procuração, envenenamento não acidental e sufocamento não acidental no Reino Unido e na República da Irlanda e descobriram que em 85% das ocasiões o perpetrador era a mãe da criança. Em cerca de 42% das famílias com mais de um filho, um irmão havia sofrido anteriormente alguma forma de abuso. Em um total de 128 casos, 68 crianças sofreram doenças graves, das quais oito morreram. A incidência anual combinada dessas condições em crianças menores de 16 anos é de pelo menos 0,5/100.000, e para crianças menores de 1 ano, pelo menos 2,8/100.000. [115]

Patnaik S et al em 2003 apresentaram um relato de caso em que uma mãe de 22 anos de um bebê de 10 meses veio ao departamento de pele com uma queixa de secreção espumosa saindo do couro cabeludo do bebê há 3 meses. Não havia histórico de febre ou trauma. A criança nasceu de parto vaginal normal, sem complicações no parto. No exame, a criança parecia normal, afebril, ativa com marcos regulares de desenvolvimento. Ela havia consultado um médico local várias vezes, mas ele não conseguiu chegar a nenhuma conclusão e encaminhou o caso para uma faculdade de medicina para diagnóstico e tratamento. Todos os relatos estavam dentro dos limites normais e a aparência da espuma não pôde ser explicada. A mãe foi interrogada minuciosamente pela equipe de enfermagem na próxima visita, após a qual ela admitiu que estava aplicando xampu de bebê no couro cabeludo de seu filho e fabricando-o diante do clínico. Ela também revelou que seu marido estava no exército e voltava para casa uma vez por ano. Ela teve que fabricar isso para evitar o trabalho doméstico e ficar com seu filho. Mais tarde, ela foi encaminhada ao departamento psiquiátrico para psicoterapia. [116]

EO Unal et al em 2017 relataram um caso de MSBP serial com avaliação psiquiátrica da mãe perpetradora que foi enviada ao Departamento de Observação Psiquiátrica Forense do Conselho de Medicina Forense para avaliar se ela tem algum transtorno mental. A mãe foi flagrada pelo sistema de vigilância por câmera do hospital enquanto fechava o nariz e a boca da vítima por fabricar a doença, e ela também disse que havia feito a mesma coisa com seus dois filhos mais velhos para excluir suas doenças. Seus dois filhos morreram e não puderam ser diagnosticados. Além disso, discutimos a psicopatologia dos perpetradores, que é uma área menos conhecida do MSBP. [117]

AK Babu, A Mohammed e N Das apresentaram em 2019 um relatório de uma menina de 5 anos que foi trazida pelos pais com histórico de lesões cutâneas cheias de líquido e com crostas. No exame, a criança estava sonolenta, e múltiplas lesões hiperpigmentadas foram vistas no rosto, tronco e membros. A triagem toxicológica da amostra de sangue da criança mostrou níveis significativos de álcool. Os pais foram interrogados posteriormente, após o que eles sutilmente admitiram ter intoxicado a criança com álcool para deixá-la sonolenta e fabricado as lesões cutâneas usando a borda metálica quente de um isqueiro. Eles também admitiram que costumavam receber dinheiro de sua organização religiosa local alegando ter uma criança doente. A sociedade de bem-estar infantil foi informada sobre este caso e os pais foram encaminhados ao departamento de psiquiatria para tratamento especializado. [118]

NEGLIGÊNCIA

Negligência é a falha em prover as necessidades básicas da criança. Negligência pode ser física, educacional ou emocional. Negligência física pode incluir não fornecer comida ou roupas adequadas, cuidados médicos apropriados, supervisão ou proteção climática adequada (calor ou frio). [33] Pode incluir abandono. Negligência educacional inclui falha em fornecer escolaridade apropriada ou necessidades educacionais especiais, permitindo absenteísmo excessivo. Negligência psicológica inclui a falta de qualquer apoio emocional e amor, nunca cuidar da criança, abuso de substâncias, incluindo permitir que a criança participe do uso de drogas e álcool. [3] Os direitos das mulheres e crianças e suas aspirações são de suma importância em nossa marcha em direção a uma sociedade inclusiva e equitativa. “Investir no bem-estar das crianças é um investimento no futuro do país”

Outra forma de negligência é **a negligência odontológica** , definida pela Academia Americana de Odontologia Pediátrica (AAPD) como a falha dos cuidadores em fornecer os pré-requisitos para uma função oral adequada por meio da busca e dos serviços de tratamento odontológico oportunos, necessários para estar livre de dor e infecção. [16,28,119]

WM Thompson, Spencer AJ e Gaughwin A em 1996 realizaram uma pesquisa sobre o teste de uma escala odontológica infantil na Austrália do Sul. O uso de serviços odontológicos por crianças na Austrália do Sul, que forneceu dados demográficos e atitudinais dos pais de cada uma das crianças das faixas etárias de 10 a 11 e 14 a 15 anos, foi registrado. Dois fatores foram responsáveis, um dos quais é o fenômeno geral de “negligência odontológica” e o outro foi “evitação de cuidados”. Também revelou que a negligência odontológica era maior entre os homens, crianças mais novas, aquelas cujas mães tinham menos educação, crianças que não tinham recebido cuidados odontológicos nos dois anos anteriores e aquelas para as quais a última visita odontológica do pai respondente foi motivada por sintomas em vez de um exame de rotina. [120]

N Valencia et al em 2008 realizaram um estudo em Toronto, para investigar a prevalência de cáries na primeira infância (ECC) em uma população de crianças maltratadas de 2 a 6 anos. Os resultados revelaram que a ECC foi observada em 58 por cento das crianças abusadas. Também concluiu que crianças pequenas abusadas e negligenciadas tinham níveis mais altos de cáries dentárias do que a população geral de crianças de 5 anos em Toronto. [121]

Em 2009, um documento de política sobre negligência odontológica em crianças foi publicado pela British Society of Paediatric Dentistry. A identificação de negligência odontológica, a conscientização dos pais e o gerenciamento preventivo da equipe odontológica foram brevemente discutidos. Este documento foi adotado para salvaguardar e promover o bem-estar das crianças. [119]

Bradbury-Jones C et al em 2013 investigaram a avaliação de enfermeiros de saúde pública sobre a saúde bucal em crianças pré-escolares em relação à negligência odontológica e associações que eles fazem com a negligência infantil. Um estudo qualitativo foi conduzido na Escócia, onde 16 enfermeiros de saúde pública foram recrutados de uma região de saúde. Entrevistas semiestruturadas foram realizadas individualmente e os dados foram analisados indutivamente usando uma abordagem de estrutura. O estudo concluiu que há uma lacuna de comunicação no caminho do cuidado para crianças onde um problema odontológico significativo é identificado. Estabelecer caminhos formais de comunicação entre provedores de cuidados odontológicos infantis e enfermeiros de saúde pública pode ajudar a fechar lacunas nos caminhos do cuidado. [28]

Bhatia SK et al em 2014 conduziu uma revisão sobre as características da negligência odontológica infantil na qual, de 3863 estudos potenciais selecionados, 83 estudos foram revisados e 9 representavam 1595 crianças. Na maioria dos casos, falha/atraso na busca por atendimento com consequências odontológicas adversas foram destacados. É difícil diferenciar cáries dentárias de negligência odontológica, pois muito pouca literatura abordou o tópico 'negligência odontológica'. [21]

Ramazani N em 2014 preparou uma revisão sobre artigos publicados sobre negligência odontológica infantil de 2000 a 2014 em inglês. Neste estudo, três sinais distintos de negligência odontológica infantil foram revelados; manifestação oral e história, determinantes sociais e características dos pais ou cuidadores. Concluiu-se que os dentistas são os principais responsáveis pela identificação, intervenção e tratamento da negligência odontológica infantil. Os profissionais de odontologia também podem melhorar o conhecimento dos pais sobre as consequências da negligência odontológica infantil. Uma tentativa colaborativa é necessária por diferentes profissionais de saúde para lidar com esse problema. [122]

Spiller L, Lukefahr J e Kellogg N apresentaram em 2019 um relatório onde disseram que a negligência odontológica pode ser um indicador de negligência infantil geral e pode ter impactos significativos de longo prazo no bem-estar físico e psicológico das crianças. Ao diagnosticar a negligência odontológica, os profissionais de saúde devem garantir que os cuidadores da criança tenham demonstrado uma compreensão da condição, suas consequências e o tratamento recomendado e, em seguida, não tenham cumprido o tratamento. Como a negligência odontológica é uma forma de maus-tratos infantis, ela deve ser relatada às agências de proteção à criança apropriadas, se houver suspeita. [123]

CAUSAS DO ABUSO INFANTIL

Profissionais de saúde e bem-estar envolvidos no campo do abuso infantil geralmente prestam menos atenção ao motivo pelo qual tal abuso acontece do que ao tipo de pessoa que abusa e ao tipo de criança que é mais vulnerável ao abuso. Isso provavelmente ocorre porque as duas últimas perguntas parecem ter um impacto direto na previsão e prevenção (se pudermos identificar aqueles com maior probabilidade de estar em risco, então podemos fazer algo a respeito). A questão de por que o abuso infantil acontece não é considerada tão diretamente significativa para as questões práticas do dia a dia do trabalho de proteção infantil. Tal investigação tem sido tradicionalmente vista como mais a província de teóricos do que de praticantes. Esse estado de coisas é compreensível, dada a quantidade crescente de trabalho de proteção infantil e as pressões sobre os trabalhadores da linha de frente para não cometer erros. [124]

No entanto, tentar entender por que o abuso de crianças acontece serve a três funções principais. Dá uma maior sensação de controle ao trabalhador sobre eventos que podem parecer inexplicáveis; dá uma sensação de direção para intervenção e tratamento; e informa os responsáveis pela formulação de políticas neste campo. Por essas razões, entender por que o abuso aconteceu tem uma contribuição muito importante a fazer para o trabalho de proteção à criança.

As causas do abuso e negligência infantil são numerosas e variam de comunidade para comunidade e de país para país. Nos países em desenvolvimento, como a Índia, a causa da negligência infantil é principalmente a pobreza, a falta de instalações educacionais e de saúde nas áreas rurais, a percepção errada sobre o valor da educação e a prática cultural errada, ou seja, o casamento infantil. Nas áreas rurais e nas favelas urbanas, as pessoas com baixa renda tendem a optar por uma família grande para garantir seu futuro. Como resultado, essas crianças são privadas de instalações mínimas básicas, ou seja, nutrição adequada, educação, serviços de saúde e cuidados, e criadas em um ambiente hostil e criminogênico. Finalmente, um grande número dessas crianças se torna delinquente juvenil. Em um estudo, descobriu-se que principalmente as influências de cinco fatores agravantes para a crueldade dos pais e o ambiente familiar sociopático são: Analfabetismo, Desemprego, Discórdia conjugal, Falta de apego, Histórico de vitimização na infância dos pais. [125]

As causas do abuso e negligência infantil são as seguintes:

- Fatores individuais
- Fatores relacionados à família
- Eventos da vida diária
- Fatores socioeconômicos, culturais e religiosos [126]

Fatores individuais

Personalidade adulta

Vários estudos estabeleceram correlação positiva entre personalidade e características comportamentais de idosos e abuso e negligência infantil. Idosos que são impulsivos, insatisfeitos com a vida pessoal, pervertidos, têm baixa autoestima e baixa autoestima são considerados abusivos. Pais com as características de personalidade acima são incapazes de planejar coisas importantes na vida, como casamento e encontrar um emprego. Eles também são incapazes de lidar com situações estressantes na vida e desenvolver uma boa rede social. Além disso, eles têm expectativas irrealistas sobre o desenvolvimento infantil.

Atitudes e Cognição

Esses componentes psicológicos desempenham um papel importante no abuso de crianças. Pessoas idosas que possuem atitude negativa em relação às crianças são propensas a abusar de crianças por conta de pequenos erros cometidos por elas. Além disso, a falta de conhecimento de pessoas idosas sobre a criação de filhos, a falta de educação, a falta de conhecimento sobre as consequências do abuso são os outros fatores por trás do abuso e negligência infantil.

Transmissão Intergeracional de Maus-Tratos

De uma série de estudos foi observado que os pais que foram abusados e/ou negligenciados durante a infância têm uma tendência a abusar e/ou negligenciar seus filhos mais do que os pais que foram criados sob cuidados adequados. [127]

Abuso de substâncias

As pessoas que são dependentes de substância provavelmente têm menos senso de responsabilidade do que as pessoas que não são dependentes de nenhuma substância. Há uma correlação positiva entre abuso/negligência infantil e substância. Nos estratos sociais mais baixos, as pessoas que são dependentes de substância têm uma tendência a abusar de seu cônjuge e filhos física e/ou psicologicamente sob um estado de embriaguez. [128]

Características Especiais da Criança

Crianças com deficiência física e mental são mais propensas a abuso e negligência devido às suas condições de deficiência. Crianças com deficiência mental são mais vulneráveis a abuso sexual, enquanto crianças com deficiência física são submetidas a tortura e abuso mental. Vários casos foram destacados pela mídia sobre abuso sexual de crianças com retardo mental. Isso acontece porque os perpetradores sentem que as crianças com deficiência mental não podem identificá-los. Portanto, as chances de ser pego pelo membro da família de crianças com deficiência mental são menores ou remotas. [129]

Idade e sexo

Idade e gênero são os dois fatores vulneráveis importantes para abuso infantil. Casos fatais de abuso físico são encontrados principalmente entre crianças pequenas. A maioria das mortes de crianças em Fiji, Finlândia e Alemanha ocorreu em menores de 2 anos de idade. Meninas correm maior risco de infanticídio, abuso sexual, negligência educacional, médica e nutricional e prostituição forçada. [130] Descobertas de vários estudos internacionais mostram que as taxas de abuso sexual são 1,5 a 3 vezes maiores entre meninas do que entre meninos .

Fatores relacionados à família

Tamanho da família

O tamanho da família é um dos fatores importantes do abuso infantil. Vários estudos descobriram que famílias com quatro ou mais filhos tinham três vezes mais probabilidade de serem violentas com seus filhos do que pais com menos filhos. Além disso, a superlotação doméstica aumenta o risco de abuso infantil.

Dinâmica familiar/ambiente

Ela desempenha um papel importante por trás do abuso e negligência infantil. A lacuna de comunicação contínua e/ou desajuste entre os pais resulta em abuso e negligência infantil. Além disso, em algumas famílias, padrastos/mães têm uma tendência a negligenciar a criança e/ou abusar delas por conta de pequenos problemas. Como resultado, as crianças nessas famílias se sentem negligenciadas, rejeitadas e desenvolvem uma tendência a sair de casa .

Meyerson et al 2002 observaram que, além do abuso sexual infantil e do abuso físico, o conflito e a coesão familiar são fatores de risco para o desenvolvimento de sofrimento psicológico e depressão na adolescência. [131]

Parentalidade e Castigo Físico

Na Índia, a maioria dos pais ainda acredita que o castigo físico é o único método para tornar uma criança obediente e/ou disciplinada. Como resultado, um bom número de crianças na Índia se torna sujeito a castigo físico de várias formas. Às vezes, o castigo físico se torna fatal e/ou causa sérios danos à saúde da criança.

Violência na Família

Dados de todo o mundo encontraram uma forte relação entre violência de parceiro íntimo e abuso e negligência infantil. Em um estudo recente na Índia, a ocorrência de violência doméstica na família dobrou o risco de abuso infantil. [132]

Eventos da vida diária

Estresse na vida diária

Hoje em dia, especialmente nas áreas urbanas, as pessoas vivem em um ambiente muito estressante. O estresse se tornou parte da vida diária. Em famílias nucleares urbanas, onde ambos os pais trabalham para manter a família, eles se sentem muito estressados tanto em casa quanto no escritório. Como resultado, a maioria dos pais trabalhadores urbanos não consegue dar o mínimo de tempo aos filhos e cuidar da educação deles. Além disso, eles perdem a paciência e a paciência com a menor provocação, o que se torna uma causa de violência familiar. As crianças são as que mais sofrem com esse tipo de situação familiar. [133]

Morte súbita dos pais ou do principal ganha-pão da família

Há um grande número de famílias na Índia onde a maioria dos membros da família depende dos ganhos de apenas um membro da família. Em caso de doença prolongada repentina e/ou morte do único membro que ganha, os filhos menores têm que parar de frequentar a escola e são obrigados a fazer algo para levar uma existência razoavelmente confortável. Crianças pequenas, especialmente os homens, se envolvem em trabalho econômico externo, enquanto as meninas cuidam de todas as tarefas domésticas. Às vezes, as meninas se envolvem em atividades imorais, ou seja, na prostituição. Isso acontece no caso de crianças cuja condição econômica e rede social são muito precárias. [134]

Fatores socioeconômicos, culturais e religiosos

Más condições econômicas

A pobreza é a principal causa de abuso e negligência infantil em países em desenvolvimento como a Índia. Por causa da pobreza extrema, às vezes os pais não se importam em vender suas filhas para uma quadrilha de tráfico de carne, mesmo por Rs.2000. Existem muitos casos assim em nossa sociedade. Envolver crianças em atividades econômicas ou levar as crianças pelos pais para o local de trabalho é uma prática comum nas áreas rurais e urbanas de favelas. [135]

Casamento Precoce

Em algumas comunidades na Índia, o casamento precoce é uma prática comum. As crianças dificilmente estão em idade de julgar o que é bom para elas. Como resultado, sua educação é gravemente afetada e elas são incapazes de aspirar por algo bom na vida. A taxa de alfabetização nessas comunidades é muito baixa, especialmente entre crianças do sexo feminino. [126]

Ocupação parental

Os pais que estão envolvidos em atividades sociais desviantes têm uma tendência a envolver seus filhos com as mesmas atividades direta ou indiretamente. Inicialmente, eles recebem assistência das crianças pequenas para nomear seus negócios ilegais e, mais tarde, recebem a responsabilidade de administrar o negócio, especialmente quando estão doentes e fisicamente incapacitados. Esses negócios geralmente se relacionam com a venda de álcool e comércio de carne. [126]

Fatores culturais

Castigo físico de crianças pequenas ainda é considerado um método de modificação de comportamento entre uma grande parte das pessoas da sociedade, geração após geração. Às vezes, a tortura física causa danos permanentes ou se torna fatal. Esta é uma prática comum tanto nas áreas rurais quanto nas urbanas. [136]

Outra forte crença cultural entre as mulheres rurais é que a maioria das mães não dá colostro aos seus recém-nascidos por sentirem que pode causar problemas estomacais e/ou que é algo sujo que não deve ser dado às crianças. O colostro é muito essencial para aumentar o sistema imunológico das crianças e deve ser dado de acordo com a OMS. No entanto, devido à crença cultural errada, não é dado a um grande número de crianças nas áreas rurais. Como resultado, as crianças que são privadas de colostro são mais propensas a doenças infantis do que as crianças que recebem colostro.

Em alguns grupos tribais em Tamil Nadu, as adolescentes devem ficar fora de casa durante a primeira menstruação. [137] Enquanto a menstruação continuar, elas viverão sob a árvore ou na floresta por três/quatro dias e não terão nenhuma conexão com os membros da família, independentemente da estação. Depois de três ou quatro dias, ou seja, as adolescentes serão levadas de volta para casa após o banho. Durante o inverno ou verão, elas sofrem grandes problemas e algumas delas adoecem e/ou morrem. No entanto, esta é a prática cultural que toda adolescente tem que passar. [138]

Fatores religiosos

Sacrificar crianças diante do deus ainda é praticado no século 21 por algumas comunidades na Índia. Em um caso, uma criança de 2 anos foi sacrificada diante do deus por um sentimento de que a família estaria livre das forças do mal e outro caso que aconteceu na vila de Arhar sob o distrito de Vilwara em Rajasthan em 7 de dezembro de 2002. Guiado por uma crença religiosa, o coração de uma criança do sexo masculino de cinco anos foi levado e oferecido ao deus. Existem muitos casos assim, que acontecem nas vilas do interior e muitas vezes não são relatados. [138]

Perfil dos Autores

Por definição, os autores de abuso e negligência infantil são as pessoas responsáveis pela segurança e bem-estar da criança, como seus pais, outros parentes e babás. [139]

Em caso de abuso sexual de crianças, especialmente estupro, os familiares próximos são os principais responsáveis e isso acontece dentro da família. O estupro de uma criança por um estranho é a forma rara de abuso sexual. Os jovens correm mais risco com aqueles que vivem com eles, são parentes ou conhecidos, como pais, padrastos, tios, irmãos mais velhos, namorados, vizinhos e cuidadores. [24]

O grupo mais comum de pessoas consideradas responsáveis por negligência e abuso físico foram mães agindo sozinhas (47% e 32% das vítimas, respectivamente). Em casos de abuso sexual, não parentes e pais agindo sozinhos têm mais probabilidade de serem responsáveis (29% e 22% das vítimas, respectivamente).[140]

CONSEQUÊNCIAS DO ABUSO INFANTIL

No passado, houve menos atenção às consequências ou efeitos sobre uma criança de ser abusada do que às maneiras de preveni-la. Particularmente desde a redescoberta do abuso sexual infantil na década de 1980, houve uma explosão de interesse e estudos sobre as consequências de várias formas de abuso e de todas as outras também. Essa preocupação com os efeitos do abuso sexual é amplamente atribuível à pressão do movimento feminista, mas também pode refletir preocupações sociais crescentes sobre o risco para os indivíduos identificados. Esse argumento foi aplicado a preocupações com abuso infantil. No entanto, parece particularmente persuasivo para explicar o crescimento da atenção dada às consequências do abuso, pois ele não afeta apenas a criança, mas também a família, os parentes e a sociedade.

Há várias boas razões para um estudo cuidadoso das consequências do abuso infantil, das necessidades de tratamento de crianças, jovens e adultos que foram abusados durante a infância. A conscientização dos impactos de curto e longo prazo de várias formas de abuso e negligência é a chave para o desenvolvimento de recursos e serviços apropriados para atender a essas necessidades de tratamento. [141]

Há um aspecto preventivo em focar nas consequências do abuso. A questão da transmissão intergeracional do abuso. Maior foco nos efeitos do abuso e o consequente desenvolvimento de melhores medidas de tratamento podem ajudar a reduzir a probabilidade de o abuso ser repetido na próxima geração. [142]

O conhecimento sobre as consequências de diferentes formas e intensidades de abuso e negligência pode ajudar a moldar práticas de intervenção. É importante perceber que algumas formas de intervenção podem aumentar o dano já criado pelo abuso que a criança sofreu em vez de aliviá-lo. A pesquisa sobre os efeitos do abuso infantil sofre de problemas e limitações semelhantes à pesquisa considerada anteriormente.

Existem as mesmas questões metodológicas com relação à amostragem e ao uso de controles. Alguns estudos usam pequenas amostras clínicas, enquanto outros selecionam suas amostras de uma gama mais ampla de casos. Alguns estudos não usam controles, e aqueles que usam, vão a comprimentos diferentes para combiná-los com suas amostras.

A falta de clareza definicional dificulta a comparabilidade entre diferentes estudos; nem sempre é possível ter certeza de que você está comparando algo semelhante. Alguns estudos são cuidadosos para diferenciar entre tipos de abuso e graus de gravidade, enquanto outros não.

Além disso, alguns problemas que são particulares à pesquisa sobre as consequências do abuso são: dificuldade de decidir sobre o período de tempo a ser permitido para o acompanhamento dos casos; dificuldade de estabelecer conexões causais entre eventos de abuso e comportamento posterior. Pesquisas realizadas logo após o abuso ter ocorrido obviamente deixarão de avaliar efeitos de longo prazo. [143] Por outro lado, quanto maior a lacuna entre o evento de abuso e o comportamento posterior, menor a chance de vincular causalmente os dois devido à existência de mais variáveis intervenientes.

As consequências do abuso e negligência infantil podem ser devastadoras. Estudos destacaram os danos psicológicos de curto e longo prazo. Algumas crianças apresentam sintomas menores que não atingem níveis clínicos de preocupação, ou então estão em níveis clínicos, mas não tão altos quanto em crianças geralmente vistas em ambientes clínicos. [144]

Stirling J et al em 2008 conduziram uma pesquisa para entender as consequências comportamentais e emocionais do abuso infantil e revelaram que crianças que sofreram abuso ou negligência precoce podem mais tarde apresentar problemas comportamentais significativos, incluindo instabilidade emocional, depressão e uma tendência a ser agressivo ou violento com os outros pode persistir por muito tempo. Pesquisas neurobiológicas mostraram que o abuso precoce resulta em uma resposta fisiológica alterada a estímulos estressantes, uma resposta que afeta deletériamente a socialização subsequente da criança. [145]

Heim C et al em 2010 realizaram uma revisão de pesquisa onde ele afirmou que há uma forte ligação entre traumas na infância e transtornos de humor e ansiedade, incluindo depressão unipolar, transtorno bipolar, transtorno de ansiedade generalizada, transtorno de pânico, fobias e transtorno de estresse pós-traumático. O trauma na infância também aumenta drasticamente o risco de tentativas posteriores de suicídio. [146]

Currie J e Wisdom CP realizaram em 2010 uma pesquisa sobre as consequências a longo prazo do abuso e negligência infantil no bem-estar económico adulto, que revelou que adultos com histórias documentadas de abuso e/ou negligência na infância têm níveis mais baixos de educação, emprego, rendimentos e menos bens quando adultos, em comparação com crianças de controlo correspondentes. [147]

Norman RE et al em 2012 conduziram uma revisão sistemática usando os bancos de dados eletrônicos Medline, EMBASE e PsycINFO que revelaram associações estatisticamente significativas observadas entre abuso físico, abuso emocional e negligência e depressão (abuso físico [razão de chances (OR) = 1,54; IC 95% 1,16–2,04], abuso emocional [OR = 3,06; IC 95% 2,43–3,85] e negligência [OR = 2,11; IC 95% 1,61–2,77]); uso de drogas (abuso físico [OR = 1,92; IC 95% 1,67–2,20], abuso emocional [OR = 1,41; IC 95% 1,11–1,79] e negligência [OR = 1,36; IC 95% 1,21–1,54]); tentativas de suicídio (abuso físico [OR = 3,40; IC 95% 2,17–5,32], abuso emocional [OR = 3,37; IC 95% 2,44–4,67] e negligência [OR = 1,95; IC 95% 1,13–3,37]); e infecções sexualmente transmissíveis e comportamento sexual de risco (abuso físico [OR = 1,78; IC 95% 1,50–2,10], abuso emocional [OR = 1,75; IC 95% 1,49–2,04] e negligência. Concluiu-se que os maus-tratos infantis de todas as formas devem ser considerados riscos importantes para a saúde, com um impacto considerável nos principais contribuintes para a carga de doenças em todas as partes do mundo. [148]

IDENTIFICAÇÃO DE ABUSO INFANTIL

Vítimas de maus-tratos/abuso ou negligência precoces podem apresentar problemas comportamentais significativos de longo prazo, incluindo depressão, instabilidade emocional e tendência a ser agressivas ou violentas com outras pessoas. Pesquisas mostram que o abuso precoce resulta em uma resposta fisiológica alterada a estímulos estressantes, uma resposta que afeta deletériamente a socialização da criança. Pediatras e dentistas pediátricos podem auxiliar os cuidadores, ajudando-os a reconhecer as respostas alteradas da criança abusada ou negligenciada, formular estratégias de enfrentamento mais eficazes. [145]

Os clínicos lidam diariamente com crianças que sofrem os efeitos do trauma, incluindo separação e perda, abuso físico e sexual, negligência parental e testemunho de violência. Muitas dessas crianças terão dificuldade em superar suas persistentes respostas fisiológicas e psicológicas ao estresse anterior. Crianças suscetíveis a abuso infantil e negligência apresentam altas taxas de transtorno de estresse pós-traumático (TEPT). Os sintomas associados ao TEPT ou apego interrompido podem levar a dificuldades com o sono, ansiedade, comportamento de oposição, comportamentos violentos e fracasso escolar. [149,150]

A conscientização das necessidades de uma criança pode levar à capacidade de um pai entender a condição ou estado de espírito da criança. Pais abusadores frequentemente demonstram uma incapacidade de estar empaticamente cientes das necessidades básicas de seu bebê ou criança. Com base no medo de "estragar" seu filho, pais abusadores frequentemente ignoram seu filho, o que resulta em necessidades básicas da criança sendo deixadas sem atenção. Um alto prêmio é colocado na criança sendo boa, agindo corretamente e aprendendo a ser obediente. Pais abusadores geralmente consideram o castigo físico uma medida disciplinar. [151]

Na última década, várias pesquisas conduzidas sobre abuso e negligência infantil indicam que uma ampla gama de problemas psicológicos e interpessoais são observados entre aqueles que foram abusados do que entre indivíduos sem tais experiências. Todos os casos suspeitos de abuso e negligência infantil devem ser bem documentados e relatados à agência pública apropriada, que deve avaliar a situação e ajudar a criança afetada. Portanto, dentistas pediátricos e outros profissionais médicos devem colaborar para aumentar a prevenção, detecção e tratamento dessas condições. [152]

Padrão Comportamental

Maus-tratos precoces podem alterar significativamente o arco de desenvolvimento normal de uma criança e deixar deficiências significativas de longo prazo na vítima. O comportamento problemático pode continuar muito depois que o abuso ou a negligência cessaram, apesar da educação consistente e atenciosa de pais adotivos ou adotivos ou pais biológicos que mudaram com sucesso seus próprios comportamentos. O abuso e a negligência infantil afetam todos os aspectos do desenvolvimento cerebral, desenvolvimento cognitivo e desenvolvimento social. Essas crianças geralmente sofrem deficiências em suas habilidades de linguagem e habilidades cognitivas . Alguns estudos também demonstraram que há uma conexão clara entre a vitimização na primeira infância e a psicopatia.

Michelle H et al em 2006 conduziram um estudo para estimar a prevalência de atraso no desenvolvimento e uso de serviços entre crianças no sistema de bem-estar infantil e para identificar fatores que influenciam esses resultados. Os resultados revelaram que crianças mais novas de 0 a 2 e 3 a 5 anos tiveram taxas mais altas, 33% e 36%, respectivamente, de atraso no desenvolvimento do que crianças em idade escolar. O estudo concluiu que as taxas de atraso no desenvolvimento são altas e os serviços de desenvolvimento são subutilizados, particularmente por crianças pequenas no sistema de bem-estar infantil. [153]

Estudos também relataram que a vítima demonstrou maior sentimento de tristeza, menor autoestima e autovalor, e também percebe os eventos aversivos em suas vidas como imprevisíveis, o que gerou desamparo. [154] Em uma criança, o cérebro, que tem aproximadamente um quarto do tamanho do cérebro adulto, é um dos órgãos menos desenvolvidos. É altamente suscetível aos efeitos positivos e negativos do ambiente externo. Por exemplo; a síndrome do bebê sacudido, resultado de abuso físico, danifica a estrutura cerebral, o que pode ter consequências graves para a saúde de uma criança, como retardo mental, problemas visuais, problemas auditivos, dificuldades de aprendizagem e disfunção cognitiva. [155] Nesses casos, as consequências do abuso podem não se manifestar clinicamente até mais tarde na vida. Possivelmente, na idade escolar, dificuldades cognitivas ou comportamentais podem se tornar evidentes na criança afetada. [156]

Como resposta ao estresse resultante do abuso, há aumento nos níveis de cortisol e catecolaminas, o que leva à destruição de células cerebrais e à interrupção das conexões cerebrais normais, afetando consequentemente o desenvolvimento comportamental das crianças. Distúrbios do sono, terrores noturnos e pesadelos podem ser sinais de abuso infantil. [157]

Maguire SA et al em 2015 apresentaram uma revisão sistemática das características emocionais, comportamentais e cognitivas exibidas por crianças em idade escolar que sofrem negligência ou abuso emocional e descobriram que crianças em idade escolar que apresentam baixo desempenho acadêmico, sintomatologia de transtorno de déficit de atenção e hiperatividade (TDAH) ou comportamentos anormais justificam a avaliação de negligência ou abuso emocional como uma causa subjacente potencial. [158]

Homes MR et al em 2015 investigaram potenciais fatores de proteção (ou seja, habilidades pró-sociais da criança, bem-estar internalizante da criança e bem-estar do cuidador) que promoviam adaptação positiva e aumentavam a probabilidade de uma criança se envolver na faixa saudável e normativa de comportamento agressivo, apesar de sofrer maus-tratos físicos. Crianças que foram fisicamente maltratadas eram mais propensas a exibir níveis clínicos de comportamento agressivo do que crianças que não foram fisicamente maltratadas. [159]

Cook A et al em 2017 conduziu uma pesquisa sobre trauma complexo em crianças e adolescentes que sugere sete domínios primários de comprometimento observados em crianças expostas a trauma complexo como maus-tratos: apego, biologia, regulação de afeto, dissociação (ou seja, alterações na consciência), regulação comportamental, cognição e autoconceito. Essas crianças frequentemente vivenciam problemas ao longo da vida que as colocam em risco de exposição adicional a traumas e comprometimento cumulativo (por exemplo, transtornos psiquiátricos e de dependência; doença médica crônica; problemas legais, vocacionais e familiares). Esses problemas podem se estender da infância até a adolescência e até a idade adulta. [160]

Indicadores comportamentais de abuso

A criança pode estar relutante ou com medo de ir para casa, ou pode fugir, mostrar agressividade incomum, raiva ou acessos de raiva, recuar quando tocada, ter mudanças no desempenho e frequência escolar, afastar-se da família, amigos e atividades que antes gostava. A criança pode mostrar comportamento manipulador para chamar atenção, comportamento hiperativo ou incomum, baixa autoestima (por exemplo, descrever a si mesma como má, sentir que a punição é merecida, ser muito retraída) ou pode ter pensamentos suicidas ou exibir comportamento autodestrutivo (por exemplo, automutilação, tentativa de suicídio, comportamento de risco extremo). [161]

A criança abusada emocionalmente pode demonstrar incapacidade de prosperar, recusa em comer, comportamento antissocial (agressão ou retraimento), ansiedade ou depressão, comportamento de busca de atenção, comportamento delinquente, compulsão ou rigidez. [162]

A criança abusada sexualmente pode apresentar sinais como comportamento agressivo (com agressão ou raiva), retraimento, regressão, medos, fobias, ansiedade, distúrbios do sono ou pesadelos, mudanças nos hábitos alimentares, desempenho escolar alterado, enurese ou encoprese, fuga, distúrbios de humor, comportamento autodestrutivo ou comportamento antissocial (por exemplo, mentir, roubar, crueldade com animais, atear fogo). [163]

Uma criança negligenciada pode dar indicações como falha no desenvolvimento e padrões de crescimento deficientes, desperdício de tecido subcutâneo, higiene precária, erupções cutâneas persistentes, necessidades não atendidas (por exemplo, imunização, óculos ou cuidados médicos e odontológicos), distensão abdominal em bebês, bebês inativos, aparência facial inexpressiva, baixo desempenho, falta de energia e motivação, delinquência e abuso de substâncias, frequência e desempenho inconsistentes na escola ou roubo ou mendicância por comida. [164]

Características gerais

Características físicas

O órgão mais comumente envolvido em crianças com ferimentos acidentais ou não acidentais é a pele. Cerca de 90% das vítimas de abuso físico apresentam achados na pele. [165,166]

Os achados cutâneos incluem hematomas, lacerações, abrasões, queimaduras, marcas de mordidas e alopecia traumática. O sinal físico mais comum de abuso é hematoma, também é um achado frequente em qualquer criança ativa. Pode ser acidental também, o que ocorre no joelho e na área tibial anterior. [167]

Contusões, lacerações e abrasões

Em caso de vítima abusada, hematomas podem ser vistos em locais protegidos, como braços, coxas mediais e posteriores, mãos, tronco, bochechas, orelhas, pescoço, genitália e nádegas. Se hematomas abdominais forem observados no exame, o médico também deve procurar por lesões internas associadas. Hematomas abdominais geralmente são indicativos de agarramento forçado ou impacto contundente muito forte. [168]

Certos estudos descobriram que hematomas são extremamente raros em bebês <6 meses de idade, pois eles não são móveis. Uma única lesão de tecido mole em um bebê tem uma alta correlação com abuso. [169] Há um aumento significativo em hematomas acidentais com aumentos na mobilidade, especialmente sobre as canelas e a testa, o que pode refletir o formato do objeto usado para infligi-lo, conforme mostrado na figura 8. [166]

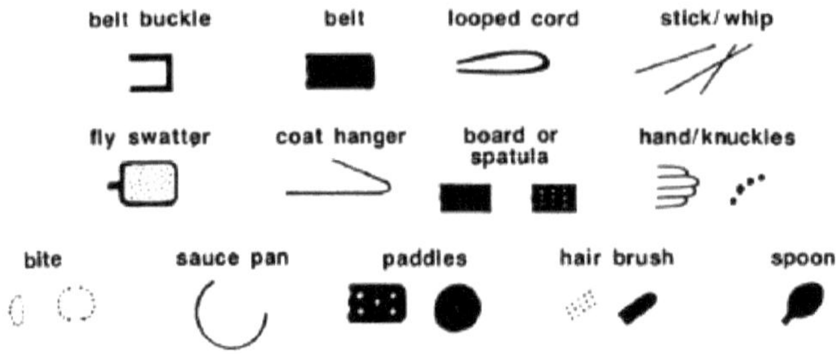

Figura. 8 Marcas de objetos

Cortesia: Johnson CF 1990 [166]

Padrão de hematomas

Contusões lineares são geralmente encontradas nas nádegas, pernas posteriores e costas. Elas são produzidas por objetos como hastes, interruptores ou fios, conforme mostrado na figura 9. [170] Contusões em forma de marcas de dedos, frequentemente vistas na parte superior do braço, indicam que a criança foi agarrada com força e, se vistas no rosto, indicam lesão por tapa. Em caso de lesão de alta velocidade, como chicotadas e tapas, o sangue é forçado lateralmente pelos dedos, extravasando e deixando um contorno dos dedos, enquanto o ponto real do impacto é branco. [171]

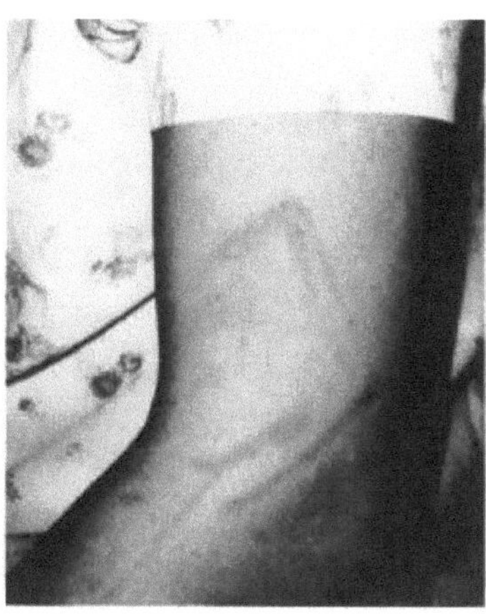

Figura 9 Marca da fivela do cinto.

Cortesia: Cortesia: Johnson CF 1990 [166]

Bater em uma criança nas nádegas pode produzir hematomas verticais característicos ao longo da fenda glútea, secundários ao dano de cisalhamento dos vasos ao longo da curvatura convexa das nádegas. Hematomas ou escoriações ao redor dos pulsos e tornozelos implicam ferimentos de ligação que também resultam em petéquias distais e edema. Se uma criança foi estrangulada, marcas semelhantes são vistas ao redor do pescoço. A aparência de um hematoma depende não apenas de seu local, mas também de sua idade e profundidade, bem como da compleição da pele.

Queimaduras

Aproximadamente 5% a 22% do abuso físico compreende queimaduras. [172] Parece ser mais comum em crianças menores de 3 anos de idade. [173] Vários padrões de queimadura são vistos devido ao contato com vários eletrodomésticos, chamas, pontas de cigarro e queimaduras elétricas/químicas, conforme mostrado na figura 10. A forma mais frequente de abuso de queimaduras são escaldaduras, que são tipicamente divididas em queimaduras por imersão e por respingos/derramamentos. A maioria das escaldaduras intencionais (85%) é causada por água da torneira. [172] Queimaduras por imersão, frequentemente chamadas de marcas de maré, tendem a ser simétricas e têm linhas claras de demarcação. [174]

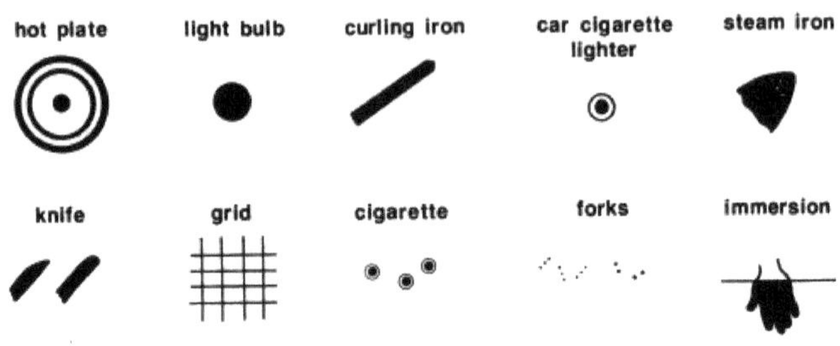

Figura. 10 Marcas de queimaduras

Cortesia: Cortesia: Johnson CF 1990 [166]

Algumas características da imersão forçada incluem distribuição de meias e luvas, listras de zebra e preservação de buracos em formato de donut, conforme mostrado na figura 11. [175] Queimaduras simétricas, circunferenciais e bem demarcadas são vistas quando as mãos e/ou pés de uma criança são imersos à força em água quente, também conhecidas como queimaduras de meias e luvas. Queimaduras de listras de zebra ocorrem devido à preservação dos vincos flexurais secundários à posição flexionada do corpo no líquido quente.

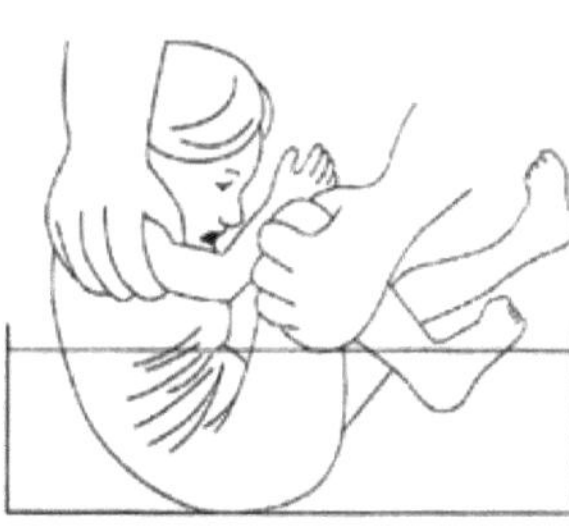
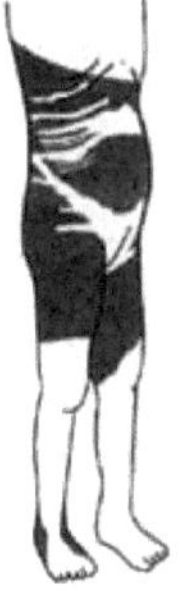
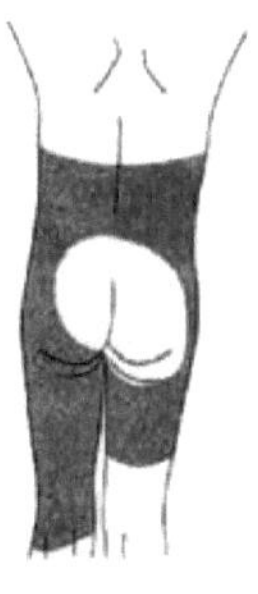

Figura 11 Padrão de escaldadura em 'listra de zebra' e 'buraco de donut' poupando sobre as nádegas

Cortesia: Hobbs CJ [175]

Queimaduras por respingos e derramamentos são escaldaduras resultantes quando um líquido quente é jogado ou derramado sobre uma criança. Elas geralmente ocorrem acidentalmente quando uma criança derrama um líquido quente e não são uma forma frequente de abuso. É difícil distinguir entre acidente e abuso neste tipo de queimadura. Ambas as queimaduras por respingos e derramamentos acidentais infligidas têm margens irregulares e profundidade variável. Queimaduras por respingos e derramamentos infligidas são mais frequentemente encontradas nas nádegas e no períneo, geralmente por segurar a criança sob uma torneira aberta. Em queimaduras por respingos e derramamentos acidentais, a cabeça, o pescoço e o tronco são comumente envolvidos, pois o líquido quente é puxado ou derrubado de uma superfície mais alta e derramado pela criança. [175]

Queimaduras de contato acidentais são frequentemente irregulares e superficiais, pois a criança se afasta rapidamente do objeto quente ou do objeto em queda. Queimaduras de contato mostradas na Figura 12 e Figura 13 são de profundidade uniforme e margens bem demarcadas, se localizadas em áreas tipicamente protegidas do corpo sugerem abuso. [175]

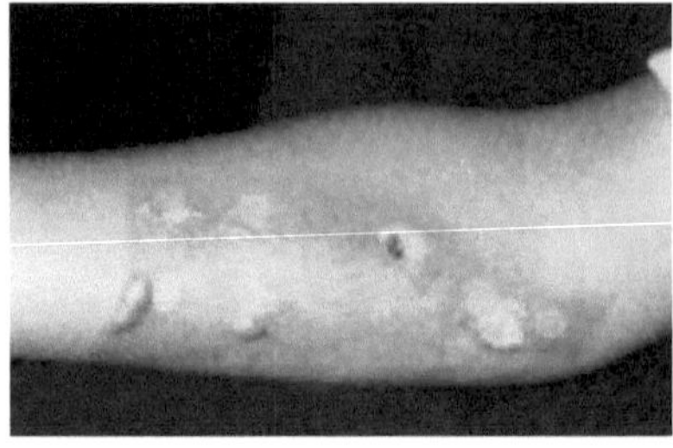

Figura 12 Um ferro a vapor foi usado para ferir esta criança

Cortesia: Hobbs CJ [175]

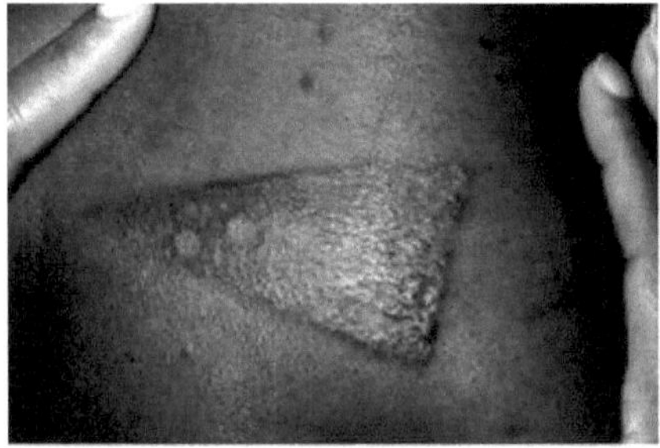

Figura 13 Queimadura de padrão infligida com ferro a vapor nas costas de uma criança

Cortesia: Kos L et al 2006 [171]

Queimaduras de cigarro mostradas na figura 14 aparecem como queimaduras redondas de 7 a 10 mm, bem demarcadas, que têm uma cratera central profunda. A cura ocorre com cicatrizes, pois elas se estendem bem para dentro da derme. Queimaduras de cigarro comumente aparecem agrupadas no rosto, mãos e pés. [176] Cicatrizes acidentais tendem a ser ovais ou excêntricas e mais superficiais, pois a criança geralmente roça no cigarro.

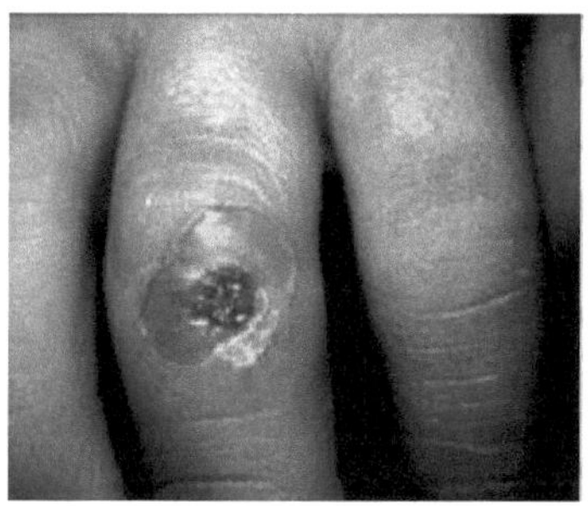

Figura 14 Queimadura de cigarro

Cortesia: Kos L et al 2006 [171]

Kemp AM et al em 2013 apresentaram uma revisão sistemática que identifica características de queimaduras intencionais não escaldantes em abuso físico, onde 20 estudos foram incluídos (um transversal, um caso-controle e 18 estudos de caso/pequenas séries de casos) representando 73 crianças com queimaduras intencionais não escaldantes. A maioria foram queimaduras de contato de itens domésticos, incluindo queimaduras de isqueiro. [177]

Pawlik MC et al em 2016 realizaram um estudo que foi retrospectivamente planejado análise secundária de examinar irmãos para reconhecer dados de rede de abuso (ExSTRA). O objetivo era descrever as características de queimaduras em crianças encaminhadas a Pediatras de Abuso Infantil (CAPs) em relação à probabilidade percebida de abuso. Foi descoberto que o abuso físico foi percebido como provável em 40,9% (88), o que incluiu queimaduras de contato (por exemplo, queimadura de cigarro) para 27,6% (60). [178]

Eslan F et al em 2017 apresentaram um relatório sobre três irmãos expostos a negligência e abuso severos e duradouros até caquexia e depressão grave. No exame, foi determinado que o irmão mais novo de quatro anos era altamente caquético, incapaz de ficar de pé, incapaz de sentar, mentia constantemente, tinha dificuldades para falar, tinha diminuição do turgor e tônus da pele, era caquético, tinha hematomas, queimaduras, cicatrizes em diferentes partes do corpo em diferentes idades e uma fratura antiga na mandíbula foi vista na radiografia. O irmão mais velho de 11 anos apresentou equimoses e hematoma em ambas as bochechas e auricular esquerdo. [179]

Traumatismo craniano pediátrico abusivo

De acordo com o CDC, o traumatismo craniano abusivo pediátrico (AHT) é definido como uma lesão no crânio ou conteúdo intracraniano de um bebê ou criança pequena (<5 anos de idade) devido a impacto contundente infligido e/ou sacudidela violenta. Definido de forma simples, o AHT é o abuso físico infantil que resulta em lesão na cabeça ou no cérebro. [180]

Em 2009, a Academia Americana de Pediatria recomendou o uso do termo traumatismo craniano abusivo no lugar de síndrome do bebê sacudido. Embora a declaração de política continuasse a reconhecer o tremor como uma causa potencial de lesão neurológica grave, o uso de traumatismo craniano abusivo inclui todos os mecanismos de lesão craniana infligida, como espancamento e outras formas de trauma.

Brown et al em 2016 conduziram uma pesquisa onde foi afirmado que o traumatismo craniano abusivo pediátrico (TPA) é a terceira principal causa de traumatismo craniano em crianças e a principal causa de traumatismo craniano grave no primeiro ano de vida nos Estados Unidos. [181]

Abuso emocional

Ansiedade grave, depressão, retraimento ou comportamento autodestrutivo ou agressivo são várias características de uma criança abusada emocionalmente. [182] Se uma criança sofre maus-tratos, há três vias: regulatória, representacional e reativa, que não são desenvolvidas corretamente e causam problemas de adaptação normal à vida. Indivíduos que se automutilam podem sentir o desejo de compensar uma via regulatória irregular, regulando assim suas emoções por meio da automutilação. A resposta neurobiológica alterada ao trauma é vista em tais crianças que podem mais tarde se envolver em automutilação não suicida (NSSI). [183,184] A automutilação pode assumir muitas formas físicas, incluindo cortes, queimaduras, hematomas, arranhões, puxões de cabelo, envenenamento e overdose.

Maguire SA et al em 2015 realizaram uma revisão sistemática das características emocionais, comportamentais e cognitivas exibidas por crianças em idade escolar que sofrem negligência ou abuso emocional e concluíram que crianças em idade escolar que apresentam baixo desempenho acadêmico, sintomatologia de TDAH ou comportamentos anormais devem ser avaliadas quanto à negligência ou abuso emocional como uma potencial causa subjacente. [185]

Zoroglu SS et al em 2019 conduziram um estudo baseado em questionário composto por itens sobre abuso, negligência, automutilação e tentativa de suicídio. A versão turca da Escala de Experiências Dissociativas foi dada a 862 estudantes do ensino médio, dos quais as taxas de tentativa de suicídio e comportamentos automutilativos foram de 10,1% e 21,4%, respectivamente. Também revelou que 83 crianças que tiveram uma tentativa de suicídio, 50% das crianças que estavam envolvidas foram abusadas emocionalmente e de 175 crianças que se automutilaram 32,5% foram crianças abusadas emocionalmente. [186]

Características faciais

Quando uma criança é atacada por qualquer motivo, a cabeça e/ou áreas faciais geralmente são envolvidas. Em caso de abuso físico, a alopecia em uma criança pode ser vista quando um dos pais puxa o cabelo da criança ou usa o cabelo para agarrá-la. Puxar o cabelo pode levar a petéquias no local das raízes do cabelo puxadas. [187] A alopecia traumática resulta do puxão forçado do cabelo para fora do couro cabeludo Figura. 15. Quando um grande tufo de cabelo é puxado, o couro cabeludo subjacente pode sofrer hemorragia com subsequente formação de hematoma. A alopecia traumática pode ser bastante difícil de distinguir da alopecia areata ou da tricotilomania.

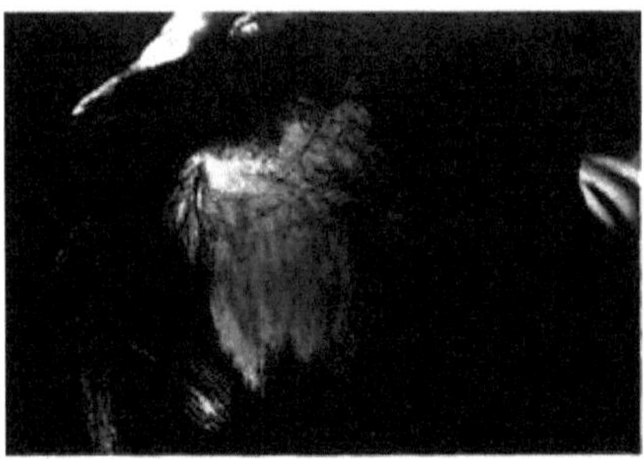

Figura. 15 Alopecia traumática.

Cortesia: Raimer, BG1981 [170]

Outra parte muito comum do rosto sujeita a abuso físico são as bochechas, pois são um tecido mole que não cobre uma proeminência óssea. Qualquer hematoma aqui deve ser cuidadosamente investigado como possível abuso, conforme mostrado na Figura 16.

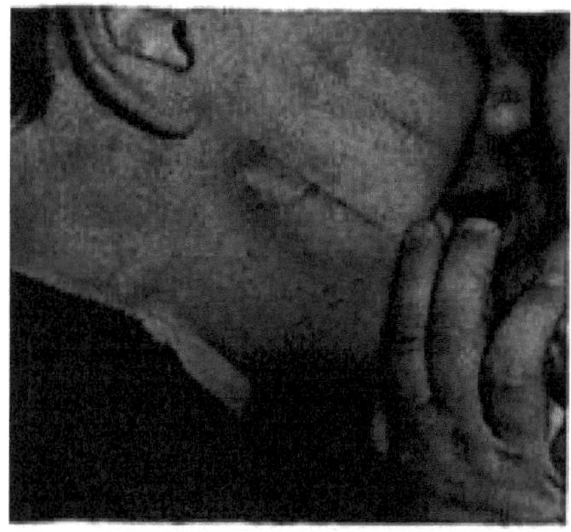

Figura. 16 Marca de tapa na bochecha. Equimoses que contornam os dedos podem frequentemente ser associadas à mão do perpetrador.

Cortesia: Raimer, BG1981 [170]

Em 1946, Caffey descreveu 6 crianças, das quais 3 casos foram observados com lesões orofaciais, como equimoses no rosto. [7.188] Além disso, o primeiro estudo a examinar os tipos de lesões sofridas em crianças abusadas fisicamente foi publicado em 1966 por Cameron et al, que demonstrou que, de 29 casos fatais, metade das crianças apresentava hematomas óbvios na cabeça, rosto e pescoço. [5,7]

No caso da síndrome do bebê sacudido, bebês menores de 1 ano são abusados. O tremor é responsável por lesões intracranianas e retinianas. [189] No olho, presume-se que produz forças de tração vítreo-retinianas anteroposteriores e rotacionais que rasgam os vasos retinianos com hemorragia resultante e produzem dobras perimaculares tracionais e retinosquise. [190] Além disso, o traumatismo craniano em crianças abusadas fisicamente resulta em hemorragias retinianas. Aproximadamente 5% de todos os abusos infantis envolvem o olho na apresentação. [191] Cada forma de abuso infantil pode ter manifestações oftálmicas, como 78,3% foram vítimas de negligência, 18,3% de abuso físico, 9,3% de abuso sexual e 78,5% de abuso emocional. [192]

Binenbaum. G& Forbes BJ apresentou em 2014 uma revisão sobre uma visão geral de lesões oculares resultantes de abuso infantil, com destaque para traumatismo craniano abusivo. Concluiu que a presença de hemorragia retiniana na Figura 17 além do período neonatal é altamente sugestiva de traumatismo craniano abusivo, particularmente à medida que a gravidade da hemorragia retiniana aumenta. [193]

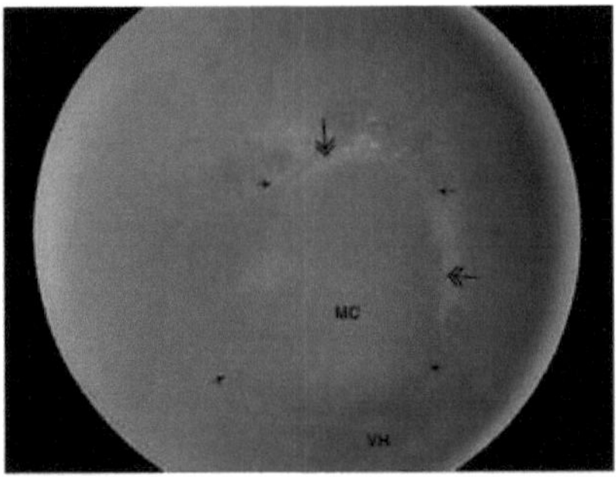

Figura 17 Fotografia colorida do fundo do olho esquerdo de uma criança que sofreu traumatismo craniano abusivo. Um cisto macular hemorrágico (MC) é visto dentro de uma área de retinosquise (limitada por setas). Dobras retinianas (setas de duas pontas) são visíveis ao redor das bordas do cisto, e glóbulos de hemorragia vítrea (VH) são vistos na borda inferior do cisto.

Cortesia: Binenbaum G et al 2014 [193]

Características orais

Abuso físico

Dentes fraturados, luxados ou avulsionados, contusões e lacerações nos lábios e na língua, e fraturas agudas da mandíbula são todos exemplos específicos de lesões vistas em casos de abuso físico. Além disso, o frênulo labial rompido no bebê pré-ambulatório na Figura 18 é considerado por algumas autoridades como altamente sugestivo de abuso infantil. [194] Sequelas de trauma oral podem ser vistas na criança mais velha; estas incluem a presença de dentes descoloridos e desvitalizados, fraturas antigas da mandíbula e cicatrizes dentro e ao redor da boca. [195] A maxila e a mandíbula podem frequentemente mostrar sinais de fratura precoces ou anteriores mostrados na Figura 19 e Figura 20, localizados nos côndilos, ramo ascendente mandibular, sínfise mandibular. Pode haver más oclusões evidentes como resultado de um trauma anterior. [196]

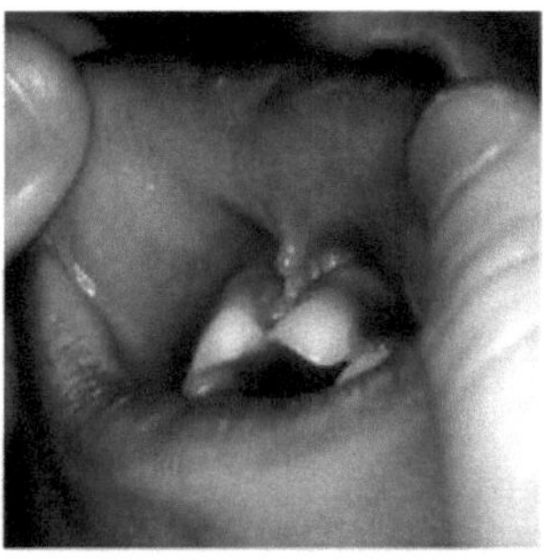

Figura 18Frênulo rompido
Cortesia: L Chan et al 2004

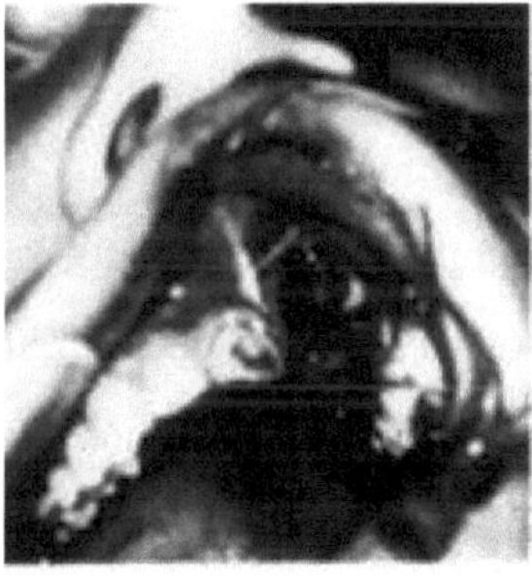

Figura 19 Aspecto intraoral revelando lacerações da gengiva e intrusão do incisivo lateral maxilar primário esquerdo e avulsão do incisivo central maxilar primário esquerdo

Cortesia: Sobel RS 1986 [195]

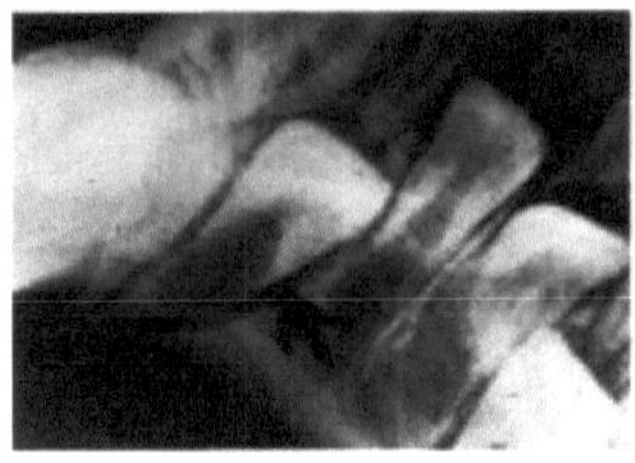

Figura 20 Radiografia intraoral mostrando fratura da mandíbula entre os incisivos centrais e laterais.

Cortesia: Sobel RS 1986 [195]

Rupp RR em 2000 em uma revisão mencionou algumas características orais vistas em caso de uma criança abusada fisicamente os lábios podem apresentar hematoma, lacerações, cicatrizes de traumas anteriores, queimaduras causadas por alimentos quentes ou cigarros, equimoses, escoriações. Mordaças aplicadas na boca podem resultar em hematomas, liquenificação ou cicatrizes nos cantos da boca. [197]

Costacurta M et al em 2015 publicou um relatório para identificar os principais aspectos orais e dentários do abuso físico e sexual e negligência odontológica na infância e mencionou várias manifestações orofaciais de abuso físico, incluindo hematomas, abrasões ou lacerações da língua, lábios, mucosa oral, palato duro e mole, gengiva, mucosa alveolar, frênulo; fraturas dentárias, luxações dentárias, avulsões dentárias; fratura de maxila e mandíbula. [198]

Sarkar R et al em 2019 conduziram um estudo para examinar padrões de lesões orofaciais em casos de abuso físico de crianças e adolescentes de 0 a 17 anos e os resultados revelaram que os sinais orais incluíam lacerações da mucosa oral, frênulos rompidos e dentes e mandíbulas fraturados. [199]

A incidência de lesões intraorais foi relatada como sendo tão baixa quanto 1%. [200] No entanto, todos esses estudos foram retrospectivos por natureza. Poucos autores revisaram os registros hospitalares do exame inicial da criança abusada fisicamente sem "exame no local" pelo dentista. Um estudo recente examinou todas as crianças abusadas física e sexualmente que se apresentaram em um departamento de emergência pediátrica durante um período de 4 meses. Exames odontológicos detalhados foram realizados em 170 crianças ao mesmo tempo que todas as outras avaliações. Foi descoberto que aproximadamente 25% das crianças abusadas fisicamente e 15% das crianças abusadas sexualmente demonstraram lesões dentro e ao redor da boca. Curiosamente, apenas um paciente teve uma lesão no frênulo, e houve diferenças significativas no padrão de lesões entre crianças abusadas física e sexualmente.

Conforme mencionado anteriormente, muitas lesões diferentes podem ser vistas em uma criança abusada. Embora muitas dessas lesões sejam melhor tratadas por um dentista, uma discussão sobre reconhecimento e tratamento inicial é apropriada para o médico.

Exame

O primeiro passo no diagnóstico de fraturas faciais é o exame extraoral. Ele deve começar com a observação de quaisquer contusões ao redor dos maxilares. Muitas fraturas resultarão em uma contusão diretamente acima do local da fratura, causando assimetria da face, depois do palato e da articulação temporomandibular. Isso é feito em pé diretamente na frente do paciente, com ambos os dedos indicadores colocados nos meatos auditivos externos com as pontas dos dedos viradas para frente e os outros dedos descansando ao longo da borda posterior da mandíbula. Quando a mandíbula abre, o côndilo não fraturado sairá da fossa glenoide. [198,201,202] Suspeita-se de uma fratura condilar se o côndilo não sair da fossa ou se a mandíbula se desviar para um lado na abertura. O deslocamento da linha média (conforme determinado pelos dentes) será em direção ao lado afetado. Usando os dedos restantes, palpe a borda posterior do ramo para quaisquer descontinuidades. Todo esse exame deve ser feito com extremo cuidado, pois o paciente com fratura de mandíbula sentirá dor e dificuldade para abrir.

O exame do arco zigomático é feito palpando todo o comprimento do arco e continuando até a crista infraorbital e a borda lateral da órbita. Se forem encontradas fraturas bilaterais do arco zigomático, deve-se suspeitar de uma fratura facial transversal. [203] Qualquer sangramento dos ouvidos, rinite cerebrospinal e anormalidades neurológicas gerais indicam fraturas graves envolvendo a base do crânio e requerem consulta imediata com o departamento de neurocirurgia. Qualquer alteração no plano oclusal dos dentes, diastema e rasgos gengivais são sugestivos de abuso. O arco maxilar se sobrepõe a todo o arco mandibular na oclusão normal, e desvios disso sugerirão uma fratura e devem ser examinados manualmente. [204]

Abuso sexual

Sinais orais podem representar indícios significativos de abuso sexual, como eritema, úlcera, vesícula com drenagem purulenta ou pseudomembranosa e lesões condilomatosas de lábios, língua, palato e nariz-faringe. Qualquer presença de eritema e petéquias, de etiologia desconhecida, encontradas na junção dos palatos mole e duro ou no assoalho da boca, podem ser certamente provas evidentes de sexo oral forçado. [205]

Em caso de suspeita de contato orogenital, exames abrangentes e cultura laboratorial devem ser conduzidos para doenças sexualmente transmissíveis, conforme indicado em “Diretrizes para avaliação de abuso sexual de crianças” da Academia Americana de Pediatria. Uma das doenças de transmissão sexual mais comuns encontradas em vítimas de abuso infantil é a gonorreia. [206] Em crianças pré-púberes, a gonorreia oral e perioral, diagnosticada com técnicas de cultura apropriadas e testes confirmatórios, é patognomônica de abuso sexual. [207]

Kellogg ND et al em 2018 realizaram uma pesquisa para descrever o uso de um teste de amplificação de ácido nucleico na detecção de Neisseria gonorrhoeae genital e extragenital (NG) e Chlamydia trachomatis (CT) em crianças e adolescentes avaliados para abuso/agressão sexual e concluíram que testes positivos para NG e CT em pacientes avaliados para vitimização sexual podem representar infecção por contato sexual, disseminação contígua da infecção ou a presença de secreções infectadas do agressor. [208]

Abuso emocional

Vários artigos sugeriram uma relação entre estresse emocional e hiperatividade muscular. A relação do comportamento oral com o estresse é reconhecida há muito tempo, assim como o fato de que o estresse psicológico pode produzir muitas anormalidades comportamentais. [209]

Serra-Negra JM et a em 2012 avaliaram o perfil comportamental de um grupo de crianças diagnosticadas com bruxismo e os resultados revelaram que problemas comportamentais e potenciais problemas emocionais podem ser fatores de risco para bruxismo em crianças. [210]

Westling L conduziu em 2019 um estudo sobre roer unhas, onde 13 1.077 estudantes universitários foram testados com o Inventário de Personalidade de Bernreuter. Os roedores de unhas mostraram uma tendência marcante para maiores pontuações de introversão e neuroticismo. [211]

MARCAS DE MORDIDAS

Uma marca de mordida foi definida por MacDonald como "uma marca feita pelos dentes, isoladamente ou em combinação com outras partes da boca". Como evidência incriminatória, marcas de mordida foram encontradas em alimentos, carne humana e outros objetos. Assim como impressões digitais, marcas de dentes podem ser usadas para identificação, e seu uso historicamente antecede o das impressões digitais. [212] Esta seção do capítulo é dedicada ao reconhecimento de lesões orais em casos suspeitos de maus-tratos infantis. Marcas de mordida são importantes em casos de abuso infantil porque podem ajudar a identificar o perpetrador. Elas raramente são acidentais e são bons indicadores de abuso infantil genuíno. Elas são achados frequentes em casos de abuso, e a literatura contém inúmeros relatos. Todas as mordidas devem ser consideradas intencionais até que se prove o contrário. No entanto, deve-se ter cuidado na avaliação das marcas, sem imediatamente presumir que foram infligidas por um agressor. Marcas encontradas em bebês tendem a estar em locais diferentes do que em crianças mais velhas ou adolescentes e refletem medidas punitivas, muitas vezes em resposta ao choro ou sujeira. A punição por sujeira geralmente é centrada na genitália ou nas nádegas.

Frequentemente, há evidências de outros ferimentos também. Crianças mais velhas, ao contrário de bebês, tendem a exibir marcas de mordidas que se enquadram em duas categorias: agressão, na qual as mordidas são infligidas de forma rápida, aleatória e enfurecida; e abuso sexual, no qual uma marca de mordida bem definida é evidente e frequentemente associada a uma marca de sucção. Também houve relatos de marcas autoinfligidas, feitas pela vítima para abafar gritos durante um ataque. Sims et al. relataram três casos de marcas de mordidas em abuso infantil. [213] Em cada um desses casos, as marcas foram usadas para identificar o perpetrador. Trube-Becker demonstrou 11 de 48 casos de abuso infantil mostrando marcas de mordidas. Cada caso resultou em morte (não pelas mordidas), e as áreas mais comuns onde as mordidas foram encontradas foram os membros, abdômen e bochechas. [214] Para ter certeza, as evidências dentárias, e em particular as evidências dentárias de marcas de mordidas, foram reconhecidas como uma ferramenta importante na resolução de muitos tipos de casos de agressão e assassinato.

Evidências de marcas de mordidas não devem ser negligenciadas em casos de abuso como um meio de identificar o agressor. Nesta seção, são apresentados o reconhecimento de marcas de mordidas, sua diferenciação de ferimentos de animais, as diferenças básicas entre uma mordida de adulto e uma de criança, os procedimentos que devem ser seguidos para registrar adequadamente a marca e como identificar o agressor suspeito. Na Figura 21, várias marcas de mordidas sobrepostas são vistas. [212]

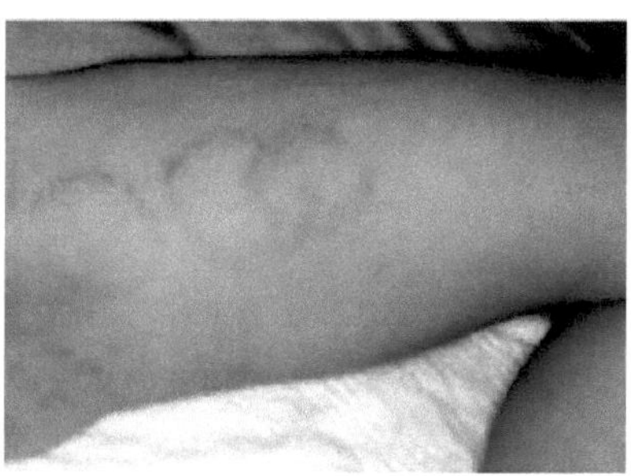

Figura 21. Marca de mordida múltipla sobreposta

Cortesia: Wanger GN 1986 [212]

Reconhecimento de marcas de mordida

As marcas de mordidas humanas são identificadas por seu formato e tamanho. Para entender melhor a base científica do reconhecimento das marcas de mordidas humanas, é essencial ter conhecimento dos mecanismos da marca. Esses mecanismos foram estudados extensivamente e são amplamente relatados na literatura. Uma mordida humana representativa é descrita como uma lesão elíptica ou circular que registra as características específicas dos dentes, que são medidas por uma escala rígida em ângulo reto Figura 22. Alternativamente, pode ser composta de dois arcos em forma de U que são separados em suas bases por um espaço aberto. O diâmetro da lesão normalmente varia de 25 a 40 mm. Uma área central de hematomas pode ser vista frequentemente dentro das marcas dos dentes. Esse sangramento extravascular é causado pela pressão dos dentes à medida que comprimem o tecido para dentro do perímetro da marca.

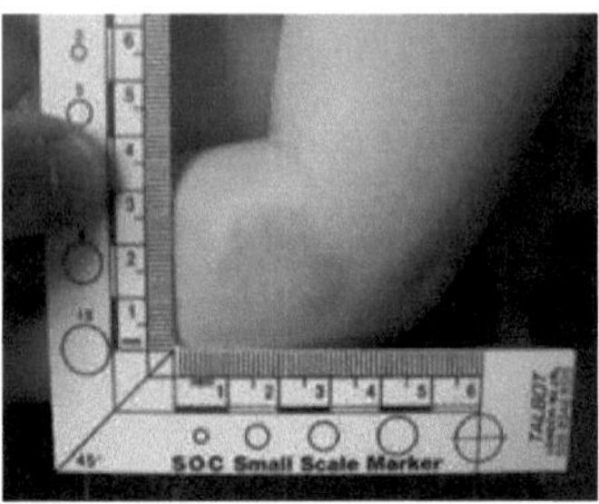

Figura 22 Uso de uma escala de medição rígida e em ângulo reto para medição de marcas de mordidas humanas

Cortesia: Harris J et al [2010]

Uma marca de mordida é a marca ou registro das bordas cortantes do dente em uma substância, sozinha ou em combinação com outras partes da boca. Em muitos casos, duas outras marcas são infligidas ao mesmo tempo - uma marca de sucção e uma marca de empurrão. A marca de sucção, também conhecida como "chupão", mostrada na Figura 23, é causada por um puxão da pele para dentro da boca por pressão negativa ou sucção. A marca de empurrão é causada pela língua empurrando contra a pele presa atrás e entre os dentes maxilares e mandibulares. Todas as marcas se assemelham a esta marca, pois são áreas circulares ovóides com marcas de dentes. O aspecto interno da marca será claro ou conterá a marca de chupão ou empurrão. [216] Essas duas marcas são semelhantes em aparência, pois cada uma se assemelha a uma contusão na porção central da marca. Sua diferença, se houver, é que uma marca de empurrão ocasionalmente demonstrará a impressão das rugas ou marcos anatômicos da porção lingual dos dentes na pele da vítima. Embora pareça um ato relativamente simples, as marcas de mordidas costumam ser complexas e precisam ser estudadas de perto.

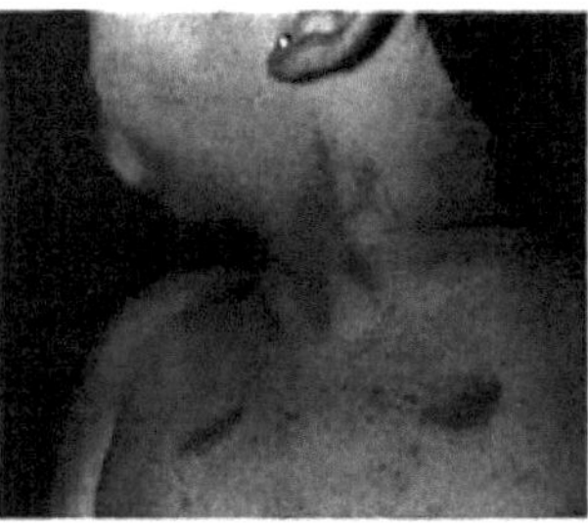

Figura 23 Equimoses de "chupões" no pescoço e no peito de uma criança de 5 anos.

Cortesia: Raimer, BG1981 [170]

Para reconhecer uma marca de mordida, os componentes individuais devem ser reconhecidos. As marcas causadas apenas pela pressão dentária são das bordas incisais dos dentes anteriores ou das superfícies oclusais dos dentes posteriores. A natureza exata das marcas feitas dependerá da força aplicada, da duração da aplicação, do grau de movimento dos tecidos entre os dentes durante a força e da posição dos tecidos entre os dentes durante a mordida. As mordidas mais claramente definidas são causadas por pressão lenta, deliberada e forte dos dentes anteriores, enquanto as marcas mal definidas são aquelas causadas por atos de pressão rápidos, rasgantes e leves dos dentes anteriores ou posteriores. Nas marcas bem definidas, as bordas incisais deixam áreas pálidas que representam essas bordas. Imediatamente adjacentes estão áreas de hematomas causadas por danos aos vasos na área de alongamento máximo próximo ao tecido relativamente fixo em contato com as bordas incisais. É a ação dos dentes que dá à marca de mordida sua identificação. As marcas de mordida raramente contêm mais características do que aquelas exibidas pelos dentes anteriores, que deixam uma "marca de ferramenta" única. A marca terá o formato parabólico da arcada dentária humana, nenhum dente será proeminente (como os caninos em mordidas de animais) e, o mais importante, as marcas podem dar uma indicação clara de irregularidades de tamanho, formato ou posição de dentes individuais.

A aparência da marca também será modificada pelas propriedades mecânicas da pele no local da mordida. Por exemplo, a pele e o tecido subcutâneo nas costas são mais firmes do que no seio. A ligação entre a pele e o tecido subcutâneo varia de local para local. Por exemplo, variações direcionais, aquelas governadas pelos movimentos e extensibilidade de uma área, produzirão distorções de marcas de mordida que dependem da posição do sujeito durante a mordida.

Distorções e mudanças também podem ocorrer após a mordida, com movimentos e mudanças na posição do corpo. Essas mudanças são afetadas pelo tempo decorrido após a mordida. Logo após ser infligida, a área estará altamente edematosa e rígida e não mudará tanto com o movimento. No entanto, à medida que o edema diminui, o movimento do corpo, a resolução da equimose e o desaparecimento da mordida causarão mudanças extensas. Finalmente, se a mordida ocorreu primeiro e a sucção em segundo ou vice-versa produzirá marcas bem diferentes. [216]

Conhecendo os mecanismos da marca, o examinador deve agora determinar se a lesão pode ser identificada positivamente como uma marca de mordida. A identificação da marca de mordida envolve várias etapas: reconhecimento da ferida, documentação e interpretação. O reconhecimento precoce é crítico para que informações valiosas sejam preservadas.

Marcas de mordida frequentemente não são detectadas por policiais, médicos e patologistas. Se uma marca for vista com qualquer possibilidade de ser uma marca de mordida, um dentista forense deve ser notificado imediatamente. A coleta de dados deve começar imediatamente, pois artefatos podem ser introduzidos rapidamente, complicando ou negando evidências existentes. Não lave o corpo ou comece uma autópsia antes que as marcas tenham sido pelo menos fotografadas. Até mesmo perturbar os tecidos pode distorcer a marca a ponto de ser impossível usá-la para identificação de suspeitos.

Distinguindo marcas de mordida

As características da marca de mordida humana incluem um padrão elíptico ou ovoide contendo marcas de dentes e arcos. As marcas de dentes, geralmente infligidas pelos incisivos superiores e inferiores, são retângulos finos ou porções de retângulos. As marcas deixadas pelos caninos, no entanto, são triangulares em forma, e as marcas feitas pelos pré-molares são circulares. A marca do arco é identificada quando quatro ou cinco marcas de dentes adjacentes estão presentes. A marca do arco maxilar é geralmente difusa, mas a marca causada pelos dentes mandibulares é geralmente mais distinta.

Coletando dados de marcas de mordida

Uma vez que uma marca foi assumida como sendo causada por uma mordida, os procedimentos de identificação devem começar imediatamente. Mesmo o menor atraso pode causar a perda de dados valiosos. Marcas de dentes que não rompem a pele duram de vários minutos a 24 horas. Nos casos em que a pele está rompida, as marcas durarão vários dias, dependendo da espessura do tecido. Em todas as marcas de mordida suspeitas, fotografias, lavagens de saliva, impressões e uma descrição detalhada do ferimento devem ser coletadas para garantir a identificação bem-sucedida do suspeito. Na Figura, é mostrado o uso de uma escala de medição rígida e em ângulo reto para medição de marcas de mordidas humanas.

Várias fotos que incluem marcos anatômicos devem ser tiradas para ilustrar a marca; outras podem ser close-ups. Cada uma deve ser tirada com uma régua milimetrada, no campo visual ao lado, e um número de identificação. A régua deve estar no mesmo plano focal da marca, e a ferida deve ser fotografada paralelamente ao plano do filme ou então a marca será distorcida. Se as marcas estiverem em uma superfície curva, fotos separadas dos arcos superior e inferior podem ter que ser tiradas. As fotos devem ser tiradas imediatamente e então repetidas em intervalos de 24 horas por pelo menos 7 dias. Isso é muito importante, devido às mudanças histológicas que ocorrem na pele (alterando assim a definição da mordida) tanto dos vivos quanto dos mortos. O segundo passo na coleta de dados é fazer lavagens de saliva da área. A quantidade de saliva depositada em uma marca de mordida é de aproximadamente 0,3 ml e é distribuída por cerca de 6,5 cm^2. Os grupos sanguíneos ABO podem ser determinados a partir de lavagens de saliva, esfregando a área com algodão umedecido em solução salina, engarrafado, etiquetado e refrigerado para processamento por um serologista forense. Obter impressões de marcas de mordida é relativamente fácil e barato, como mostrado na Figura 24 e Figura 25. Vários materiais de impressão dentária estão disponíveis para fazer um molde preciso e detalhado da mordida e pelo menos uma margem de 0,5 polegada. [217] Este molde é então usado para fazer um modelo de gesso da ferida, que fornece informações adicionais, incluindo a profundidade relativa da penetração. Qualquer dentista deve ser capaz de fazer uma impressão aceitável. A descrição da marca de mordida deve incluir a localização anatômica, incluindo superfície, contorno e características do tecido. Além disso, o formato, tamanho, cor e tipo de lesão são documentados. Os tipos de lesão incluem hemorragia, abrasões, lacerações, incisões, avulsões e artefatos. [218] A etapa final é obter moldes dentários de todos os suspeitos possíveis. Com base no tamanho do arco, todos os adultos ou todas as crianças podem ser excluídos. Características individuais como desgaste, dentes faltantes, rotações, formato de arco, diastema, restaurações dentárias, dentes fraturados, dentes cariados e dentes mal posicionados são vistos com frequência e certeza suficientes para incluir ou excluir todos, exceto o perpetrador da agressão na maioria dos casos. [219] No entanto, muitos autores acham que a dentição de uma pessoa, como as impressões digitais, é única para essa pessoa. Portanto, não apenas a dentição, mas a configuração de cada boca é única, assim como a mordida que ela cria.

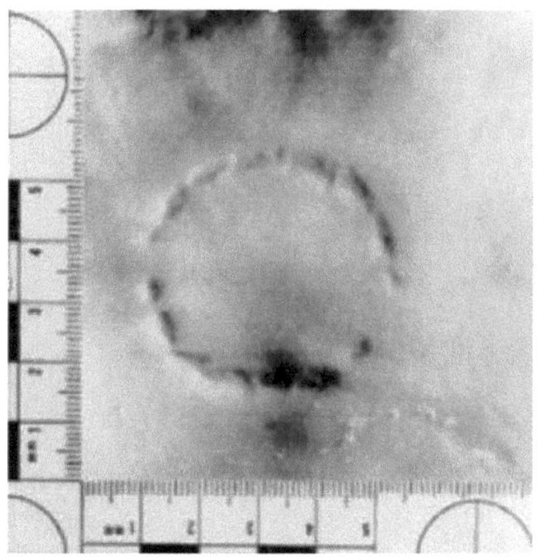

Figura. 24 Impressões de marcas de mordida

Cortesia: Dailey JC 1989 [219]

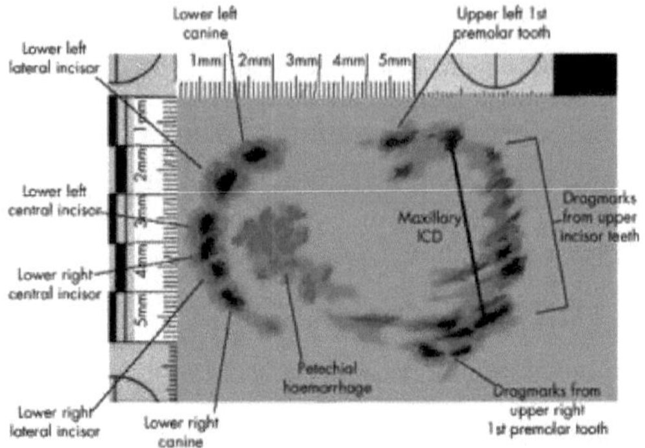

Figura 25 Características dentárias da mordida humana

Cortesia: Kemp et al 2006 [217]

LEIS CONTRA O ABUSO INFANTIL

Proteção e cuidado de crianças é um dos objetivos fundamentais do nosso governo. A segurança de todas as crianças é integral ao seu bem-estar e as crianças devem ser protegidas de todas as formas de dano, abuso, negligência, violência, maus-tratos e exploração em todos os ambientes, incluindo instituições de assistência, escolas, hospitais, creches, famílias e comunidades.

NORMAS DE PROTEÇÃO DOS DIREITOS DA CRIANÇA

A Constituição da Índia reconhece a posição vulnerável das crianças e seu direito à proteção. Seguindo a doutrina da discriminação protetora, ela garante no Artigo 15 atenção especial às crianças por meio de leis e políticas necessárias e especiais que salvaguardem seus direitos. O direito à igualdade, proteção da vida e liberdade pessoal e o direito contra a exploração estão consagrados nos Artigos 14, 15, 15(3), 19(1) (a), 21, 21(A), 23, 24, 39(e) 39(f) e reiteram o compromisso da Índia com a proteção, segurança, proteção e bem-estar de todo o seu povo, incluindo crianças. [256,257]

Artigo 14.º O Estado não negará a qualquer pessoa a igualdade perante a lei ou a

proteção igualitária das leis dentro do território da Índia;

Artigo 15: O Estado não discriminará nenhum cidadão com base apenas em religião, raça, casta, sexo, local de nascimento ou qualquer um deles;

Artigo 15 (3): Nada neste artigo impedirá o Estado de tomar qualquer disposição especial para mulheres e crianças;

Artigo 19(1) (a): Todos os cidadãos têm direito (a) à liberdade de expressão e de opinião;

Artigo 21: Proteção da vida e da liberdade pessoal - Ninguém será privado de sua vida ou liberdade pessoal, exceto de acordo com o procedimento estabelecido por lei;

Artigo 21A: Educação gratuita e obrigatória para todas as crianças dos 6 aos 14 anos;

Artigo 23: Proibição do tráfico de seres humanos e do trabalho forçado - (1) O tráfico de seres humanos e de mendigos e outras formas semelhantes de trabalho forçado são proibidos e qualquer contravenção a esta disposição constituirá um crime punível de acordo com a lei;

Artigo 24: Proibição do emprego de crianças em fábricas, etc. - Nenhuma criança

menores de quatorze anos deverão ser empregados para trabalhar em qualquer fábrica ou mina ou envolvidos em qualquer outro emprego perigoso;

Artigo 39.º O Estado deverá, em particular, orientar a sua política no sentido de assegurar:

(e) que a saúde e a força dos trabalhadores, homens e mulheres, e a tenra idade das crianças não sejam abusadas e que os cidadãos não sejam forçados pela necessidade económica a ingressar em profissões inadequadas à sua idade ou força;

(f) que as crianças tenham oportunidades e facilidades para se desenvolverem de forma saudável e em condições de liberdade e dignidade e que a infância e a juventude sejam protegidas contra a exploração e contra o abandono moral e material.

ESQUEMAS E PROGRAMAS DE PROTEÇÃO À CRIANÇA NA ÍNDIA

Alguns dos programas e esquemas de proteção à criança existentes incluem:

1) Um Programa para Justiça Juvenil para crianças que precisam de cuidado e proteção e crianças em conflito com a lei. O Governo da Índia fornece assistência financeira aos Governos Estaduais/Administrações da UT para estabelecimento e manutenção de várias casas, salário de funcionários, alimentação, roupas, etc. para crianças que precisam de cuidado e proteção e jovens em conflito com a lei. A assistência financeira é baseada em propostas enviadas pelos Estados em uma base de compartilhamento de custos 50-50.

2) Um Programa Integrado para Crianças de Rua sem lares e laços familiares. Sob o esquema, as ONGs são apoiadas para administrar abrigos de emergência 24 horas e fornecer comida, roupas, abrigo, educação não formal, recreação, aconselhamento e serviços de orientação e encaminhamento para crianças. Os outros componentes do esquema incluem matrícula em escolas, treinamento vocacional, colocação ocupacional, mobilização de serviços de saúde preventiva e redução da incidência de abuso de drogas e substâncias, HIV/AIDS etc.

3) CHILDLINE Serviço para crianças em perigo, especialmente crianças que precisam de cuidados e proteção, de modo a fornecer-lhes serviços médicos, abrigo, resgate de abuso, aconselhamento, repatriação e reabilitação. Sob esta iniciativa, uma linha telefônica de ajuda, número 1098, funciona em 74 centros urbanos e semi-urbanos no país.

4) Esquema Shishu Greha para cuidado e proteção de bebês ou crianças órfãs/abandonadas/desamparadas de até 6 anos e promoção da adoção no país para reabilitá-los.

5) Esquema para Crianças Trabalhadoras que Necessitam de Cuidados e Proteção para crianças que trabalham como empregadas domésticas, em dhabas de beira de estrada, oficinas mecânicas, etc. O esquema fornece educação de transição e treinamento vocacional, medicamentos, alimentação, recreação e equipamentos esportivos.

6) Rajiv Gandhi National Creche Scheme para Crianças de Mães Trabalhadoras na faixa etária de 0 a 6 anos. O esquema fornece serviços abrangentes de creche, incluindo instalações como alimentação, abrigo, assistência médica, recreação, etc. para crianças abaixo de 6 anos de idade.

7) Projeto Piloto para Combater o Tráfico de Mulheres e Crianças para Exploração Sexual Comercial em Áreas de Origem e Destino para fornecer cuidados e proteção a mulheres e crianças traficadas e abusadas sexualmente. Os componentes do esquema incluem networking com agências de segurança pública, operação de resgate, abrigo temporário para as vítimas, repatriação para a cidade natal e serviços legais.

8) National Child Labour Project (NCLP) para a reabilitação do trabalho infantil. Sob o esquema, as Project Societies no nível distrital são totalmente financiadas para a abertura de Escolas Especiais/Centros de Reabilitação para a reabilitação de crianças trabalhadoras. Essas Escolas Especiais/Centros de Reabilitação fornecem educação não formal, treinamento vocacional, nutrição suplementar e bolsa para crianças retiradas do emprego.

9) Projeto de Trabalho Infantil INDO-US (INDUS): O Ministério do Trabalho, o Governo da Índia e o Departamento de Trabalho dos EUA iniciaram um projeto que visa eliminar o trabalho infantil em 10 setores perigosos em 21 distritos em cinco estados, nomeadamente, Maharashtra, Madhya Pradesh, Tamil Nadu, Uttar Pradesh e NCT de Delhi. [242]

CONVENÇÕES E DECLARAÇÕES INTERNACIONAIS

A Índia é signatária de uma série de instrumentos e declarações internacionais referentes aos direitos das crianças à proteção, segurança e dignidade. Ela aderiu à Convenção das Nações Unidas sobre os Direitos da Criança (CDC) em 1992, reafirmando sua aceitação anterior da Declaração das Nações Unidas sobre os Direitos da Criança de 1959, e está totalmente comprometida com a implementação de todas as disposições da CDC. Em 2005, o Governo da Índia aceitou os dois Protocolos Facultativos à CDC, abordando o envolvimento de crianças em conflitos armados e a venda de crianças, prostituição infantil e pornografia infantil. A Índia está fortalecendo sua política nacional e medidas para proteger as crianças dessas formas perigosas de violência e exploração. [258]

A Índia também é signatária das Convenções Internacionais sobre Direitos Civis e Políticos e sobre Direitos Econômicos, Sociais e Culturais, que se aplicam aos direitos humanos de crianças tanto quanto de adultos.

Os instrumentos internacionais importantes para a proteção dos direitos da criança dos quais a Índia é signatária são: [259]

1. Convenção sobre os Direitos da Criança (CDC)

Adotada pela Assembleia Geral da ONU em 1989, é o instrumento amplamente aceito da ONU ratificado pela maioria dos países desenvolvidos e em desenvolvimento, incluindo a Índia. A Convenção prescreve padrões a serem seguidos por todos os Estados partes para garantir o melhor interesse da criança e descreve os direitos fundamentais das crianças, incluindo o direito de serem protegidas da exploração econômica e do trabalho prejudicial, de todas as formas de exploração e abuso sexual e de violência física ou mental, bem como garantir que as crianças não sejam separadas de suas famílias contra sua vontade.

2. Convenção sobre a Eliminação de Todas as Formas de Discriminação contra as Mulheres (CEDAW)

Também é aplicável a meninas menores de 18 anos. O Artigo 16.2 da Convenção dá ênfase especial à prevenção de casamentos infantis e declara que o noivado e o casamento de uma criança não terão efeito legal e que ações legislativas serão tomadas pelos Estados para especificar uma idade mínima para o casamento.

3. Convenção da SAARC sobre a Prevenção e Combate ao Tráfico de Mulheres e Crianças para Prostituição

Enfatiza que o mal do tráfico de mulheres e crianças para fins de prostituição é incompatível com a dignidade e a honra dos seres humanos e é uma violação dos direitos humanos básicos de mulheres e crianças.

4. ISPCAN (Sociedade Internacional para a Prevenção do Abuso e Negligência Infantil)

A Sociedade Internacional para Prevenção de Abuso e Negligência Infantil, fundada em 1977, é a única organização internacional multidisciplinar que reúne uma amostra mundial de profissionais comprometidos para trabalhar na prevenção e tratamento de abuso, negligência e exploração infantil globalmente.

CONHECIMENTO, PERCEPÇÃO E ATITUDE DO DENTISTA

Abuso e negligência infantil (CAN) é um fenômeno social generalizado que abrange todas as formas de maus-tratos com consequências graves ao longo da vida. Os dentistas pediátricos estão em uma posição única para identificar os sintomas de CAN que geralmente são visíveis na região craniofacial. Estudos de vários países mostraram que o conhecimento sobre proteção infantil entre o dentista e a equipe odontológica é inadequado. Pesquisas realizadas nos Estados Unidos citam a falta de conhecimento dos dentistas e a necessidade de educação profissional expandida. Em uma pesquisa nacional com 246 dentistas pediátricos, apenas nove por cento já haviam registrado um relatório de abuso infantil. Alarmantemente, cerca de 7% citaram alguma explicação para indicar que nunca fariam relatórios. Cerca de 90% estavam cientes do problema e disseram que fariam um relatório de abuso sugerido por evidências. [220]

As responsabilidades do profissional odontológico em caso de abuso e negligência infantil incluem a identificação do abuso ou negligência, o tratamento da lesão ou negligência da criança e a prevenção de novos abusos ou negligências, com relatórios completos às agências apropriadas exigidos. [221]

Embora possam parecer simples quando declaradas, essas responsabilidades são, na verdade, muito complexas. O profissional odontológico frequentemente enfrenta um dilema intransponível quando confrontado com suspeitas de abuso infantil e negligência odontológica em sua prática. Um conhecimento adequado pode remover barreiras que impedem o profissional odontológico de cumprir suas responsabilidades com confiança e orgulho. O profissional odontológico é um membro importante do sistema de prestação de serviços de saúde, um sistema que continua a expandir seus parâmetros, aumentando sua complexidade. É vital para a corrente principal desse sistema que o profissional odontológico entenda, aceite e cumpra suas responsabilidades profissionais.

O profissional odontológico que deixa de cumprir as responsabilidades profissionais em casos de abuso e negligência infantil pode fazê-lo por vários motivos. [222] Estes podem incluir o seguinte:

- Falta de conhecimento sobre abuso e negligência infantil
- Dificuldades no diagnóstico
- Medo de envolvimento legal
- Efeito na prática
- Medo de confronto
- Falta de confiança no sistema de serviços sociais
- Isolamento de agências de serviço social ou de saúde
- Falta de confiança nos pais e na criança
- Variação nas definições aceitáveis
- Indiferença aos assuntos familiares
- Interrupção das relações dentista/paciente
- Medo de represálias físicas e/ou verbais

Dentistas que cumpriram suas responsabilidades em casos suspeitos de abuso ou negligência infantil relataram efeitos mínimos em suas práticas. Com o manuseio adequado da comunicação com os pais e agências, mesmo esses efeitos mínimos poderiam ser evitados.

Certamente, a profissão odontológica está em dívida com seus colegas nas áreas da saúde, saúde aliada e direito pelas informações pertinentes aos aspectos gerais na prevenção e tratamento de abuso e negligência infantil. [223] No entanto, essas informações são desprovidas de dados e recomendações sobre as questões e problemas enfrentados pela profissão odontológica.

Essas questões e problemas específicos da profissão odontológica devem ser abordados por mais do que apenas a profissão odontológica, devem ser abordados por uma representação interdisciplinar de todos os profissionais médicos e paramédicos. O abuso dentário infantil e a negligência odontológica são definitivamente parte de todo o espectro de abuso e negligência infantil. A profissão odontológica deve ser informada sobre os aspectos de saúde, sociais e legislativos do abuso e negligência infantil. Da mesma forma, as outras profissões devem perceber que o abuso infantil/oral/facial e a negligência no cuidado odontológico são uma realidade definitiva no abuso e negligência infantil e precisam da mesma pesquisa, investigação, material educacional e protocolos/manuais de serviço clínico desenvolvidos especificamente para essas questões e problemas, como foi realizado em outras disciplinas. A educação profissional continuada para dentistas e a inclusão de dentistas em equipes de proteção à criança podem aumentar substancialmente os casos relatados de suspeita de abuso infantil pela profissão odontológica. [224]

Estudos sobre conhecimento, percepção e atitude do cirurgião-dentista

Jesse SA et al em 1998 na University of Texas Dental Branch em Houston pesquisou para avaliar o conhecimento autopercebido e a atitude em relação ao abuso e negligência infantil, de estudantes de graduação em odontologia, bem como a eficácia dos vários métodos educacionais usados na instrução deste material. Os alunos em geral reconheceram a necessidade de melhoria tanto da qualidade quanto da quantidade deste aspecto de seu currículo de graduação. Os resultados revelaram que o currículo de maus-tratos infantis nesta instituição teve efeito mínimo na aquisição e retenção de informações relacionadas a este assunto. Os educadores odontológicos têm a responsabilidade de ver se seus alunos são competentes, não apenas nos aspectos técnicos da odontologia, mas também em suas responsabilidades sociais. A capacidade de reconhecer casos suspeitos de maus-tratos infantis é uma dessas responsabilidades. [225]

Welbury RR et al realizaram uma pesquisa em 2003 em Tyne and Wear e Northumberland para avaliar o conhecimento, as atitudes e a prática dos dentistas generalistas em relação ao seu papel na proteção da criança em relação ao abuso infantil e concluíram que os dentistas generalistas reconheciam um papel limitado para si próprios na proteção da criança e se sentiam despreparados, carentes de habilidades, conhecimento e confiança para assumir o papel esperado na proteção da criança. [226]

Manea S et al em 2007 apresentou um estudo conduzido na área do nordeste da Itália que mostra que as percepções dos dentistas sobre a CAN são baixas, e esses profissionais têm uma atitude ruim em relação ao enfrentamento de acordo com o código de conduta e as leis. A educação e as informações disponíveis também são ruins, o que por sua vez afeta a detecção e o relato de casos de CAN de forma relevante. [227]

Uldum B et al em 2010 executaram um estudo baseado em questionário para descrever e identificar a percepção dos dentistas e higienistas dentais dinamarqueses sobre seu papel em questões de proteção infantil e verificar até que ponto isso foi influenciado por seu tipo de educação e emprego. Um total de 1501 pessoas foram incluídas na amostra, das quais 1145 (76,3%) retornaram um questionário com dados válidos, 7 não faziam mais trabalho clínico; 8 não quiseram responder; 30 não puderam ser contatados e 311 não retornaram o questionário. Um total de 433 (38,3%) dos entrevistados relataram ter tido suspeita de abuso ou negligência infantil em uma ou mais ocasiões durante sua carreira profissional. Destes, 273 (65,8%) relataram que tiveram suspeita entre uma e cinco ocasiões . O estudo concluiu que os membros da equipa dentária na Dinamarca não parecem desempenhar suficientemente o seu papel em questões de protecção da criança, tal como está implícito na actual legislação dinamarquesa, e percebem uma necessidade de formação contínua tanto a nível de graduação como de pós-graduação . [228]

Jundi SH et al em 2010 realizaram um estudo para investigar a experiência educacional, atitudes e conhecimento de estudantes de odontologia da Jordânia em relação ao abuso físico infantil. Os resultados indicaram grande falta de conhecimento de indicadores sociais, sinais de abuso físico e procedimento de denúncia entre todos os entrevistados, sem diferença significativa entre estudantes de pós-graduação e graduação. De acordo com a maioria dos estudantes, a faculdade de odontologia foi a principal fonte de informação sobre este tópico; no entanto, mais pós-graduados relataram se beneficiar de fontes extracurriculares. Concluiu-se que os estudantes de odontologia na Jordânia não estão suficientemente preparados para assumir seu papel na proteção de crianças contra abuso. Os currículos de odontologia em ambas as faculdades de odontologia incluem informações sobre o tópico de abuso infantil; no entanto, o conteúdo deve ser expandido para preparar melhor os alunos. [229]

Kirankumar SV et al em 2011 pesquisou para analisar profissionais médicos, percepção, atitude, conhecimento e experiência sobre abuso infantil e negligência no distrito de Bagalkot, norte de Karnataka, Índia. Os resultados mostraram que há falta de conhecimento e atitude e percepção ruins sobre CAN entre profissionais médicos que os impedem de detectar e identificar casos suspeitos. A educação médica continuada é necessária para aumentar a capacidade dos profissionais de detectar casos de CAN. [230]

Vasa AA et al em 2015 realizaram uma pesquisa para avaliar o conhecimento e a atitude de graduados em odontologia em relação à identificação de abuso e negligência infantil (CAN). Um questionário foi enviado a 200 dentistas selecionados aleatoriamente com base no conhecimento sobre abuso e negligência infantil, dos quais 100 dentistas responderam. Revelou que há uma compreensão geral ruim sobre o problema de abuso e negligência infantil. [231]

RECONHECIMENTO E RESPOSTA AO ABUSO INFANTIL E À NEGLIGÊNCIA DENTÁRIA: PAPEL DO DENTISTA

O abuso infantil é uma descoberta perturbadoramente comum em nossa sociedade hoje. No que diz respeito à intervenção, o primeiro passo é identificar as crianças abusadas. Mesmo que os voluntários não consigam identificá-las, um serviço telefônico direto on-line deve ser implementado para registrar as reclamações feitas pelas próprias crianças e para tomar medidas imediatas contra os perpetradores. Consequentemente, um esforço considerável deve ser feito para que serviços médicos e de bem-estar adequados possam ser fornecidos. Estudos foram realizados sobre a eficácia das respostas para prevenir o abuso infantil e a negligência. No entanto, há uma necessidade urgente, tanto em países industrializados quanto em desenvolvimento, de uma avaliação rigorosa de muitas das respostas preventivas. Outras intervenções existentes também devem ser avaliadas com relação ao seu potencial para prevenir o abuso - por exemplo, pagamentos de pensão alimentícia, licença-paternidade e maternidade remuneradas e programas para a primeira infância. Finalmente, novas abordagens devem ser desenvolvidas e testadas, especialmente aquelas com foco na prevenção primária. Mais pesquisas são necessárias para explorar variações entre culturas na definição de comportamentos disciplinares aceitáveis. Vários padrões de variações culturais na disciplina infantil podem ajudar todos os países a desenvolver definições viáveis de abuso e atender a questões de variações culturais dentro dos países. Essas variações culturais podem, de fato, ser a razão subjacente a algumas das manifestações incomuns de abuso infantil relatadas na literatura médica. [232]

Prevendo abuso e negligência infantil

A ideia de prever abuso e negligência é atraente devido ao seu potencial preventivo. Também tem apelo financeiro porque levanta a possibilidade de direcionar recursos limitados para as áreas onde eles são mais necessários e mais propensos a serem eficazes. Prever abuso infantil observando as respostas maternas a recém-nascidos e coletando outros dados disponíveis é, como foi visto acima, ainda uma parte importante da política e prática de proteção infantil nos EUA. Há uma história relativamente longa de estudos de previsão começando com Kempe e Kempe que reivindicaram uma taxa de previsão bem-sucedida de 79 por cento para seu método de avaliação. [233]

Lealman et al 1983 usaram registros de maternidade para prever a probabilidade de abuso infantil, previram que 500 de uma amostra de 2.802 crianças provavelmente seriam abusadas. Na verdade, 28 crianças foram registradas para abuso, 17 das quais foram previstas. As 483 restantes foram previstas erroneamente (falsos negativos). [234] **Kassenbaum et al em 1991** revelaram que, enquanto 36% dos dentistas pesquisados suspeitaram que um de seus pacientes foi vítima de abuso infantil, apenas 19% relataram suspeitas de abuso infantil às autoridades. [235] **Peters e Barlow em 2003** conduziram uma revisão sistemática de 220 artigos publicados sobre o assunto de maus-tratos previstos na época do nascimento. Eles encontraram oito estudos que atendiam aos critérios de uso de instrumentos padrão avaliados. No entanto, nenhum desses estudos teve um valor de previsão positivo de mais de 50 por cento e apenas dois se aproximaram de padrões aceitáveis de precisão. [236] **Geereat et al em 2004** conduziram um estudo de meta-análise que demonstrou uma diminuição significativa na manifestação de atos abusivos e negligentes e uma redução significativa do risco em fatores como o funcionamento da criança, a interação pai-filho, o funcionamento dos pais, o funcionamento da família e as características do contexto. [237]

Intervenções para mudar atitudes e comportamentos da comunidade

Outra abordagem para prevenir abuso e negligência infantil é desenvolver intervenções coordenadas para mudar atitudes e comportamentos comunitários, eficazes em uma variedade de setores. Um exemplo de tal programa é a resposta abrangente ao abuso e negligência infantil no Quênia.

O Training and Research Support Centre em zimbawe criou um programa participativo e multissetorial para abordar o abuso sexual infantil. [33] O centro reuniu um grupo diverso de indivíduos, incluindo alguns profissionais, de áreas urbanas e rurais de todo o país. Dramatizações, dramatizações, pinturas e sessões de discussão foram usadas para trazer à tona as experiências e percepções do abuso sexual infantil e para considerar o que poderia ser feito para prevenir e detectar o problema.

Serviços para pais abusados e dependentes e pais com problemas de saúde mental

Os pais e os familiares que foram abusados e/ou sofrem de problemas de saúde mental e têm problemas de dependência necessitam de serviços médicos e de saúde mental. Vários estudos encontraram associação positiva com os problemas acima de pais com abuso e negligência infantil. [238]

Ajudando crianças que têm um pai com doença mental

Doença mental de um ou ambos os pais é uma das principais causas de abuso e negligência infantil. As descobertas revelam que cerca de 20% da população de pais tem problemas de saúde mental em algum momento de suas vidas. [239] Portanto, se um dos pais sofre de um problema mental sério, sua capacidade de cuidar, nutrir e proteger seus filhos pode ser prejudicada. Um pai que ouve vozes, tem alucinações ou sente como se quisesse se machucar pode ser muito assustador para a criança. Torna-se difícil para as crianças falar sobre o que está acontecendo com seus pais e falar sobre o efeito da doença mental em todos na família. Algumas das crianças também desenvolvem sentimento de culpa e/ou complexo de inferioridade e sentimento de solidão. A maioria delas se sente deprimida e não gosta de interagir com outras crianças na escola ou na comunidade por medo de revelar informações sobre os problemas de saúde mental de seus pais. Essas crianças precisariam de apoio mental de outros membros da família, amigos, professores ou outra pessoa confiável e conhecida pela criança.

Infelizmente, em países em desenvolvimento como a Índia, essas crianças sofrem de estresse severo por conta do isolamento social e/ou estigma social. O problema é mais agudo no caso de famílias nucleares, especialmente quando não há uma terceira pessoa na família para fazer companhia à criança. Pouquíssimas agências lidam com os problemas dessas crianças e estendem a elas apoio. [240] No entanto, os adultos preocupados podem estender seus serviços de apoio e cuidado a essas crianças indefesas por meio de:

- Ouvir seus sentimentos, medos e mostrar compaixão. As crianças precisam que os outros entendam seus problemas de saúde mental e isso é destinado tanto aos pais quanto às crianças.
- Ajudando-os a escrever um diário ou desenhar sobre como se sentem.

- Ajudar a criança a identificar e aprender a construir uma rede com adultos com os quais ela possa se sentir segura.
- Essas devem ser pessoas para as quais a criança pode ligar ou contatar para pedir ajuda quando estiver sem apoio, com medo ou sozinha.
- Aprenda estratégias para se manterem seguros durante a crise. Forneça a eles números de contato médico de emergência.
- Garantir que haja uma pessoa boa e confiável disponível em curto prazo para cuidar das crianças caso seus pais não estejam bem.

Implementação de dois programas de ação sobre gestão do abuso infantil:

1. Um programa escolar desenvolvido em colaboração com os Ministérios da Educação e Cultura abrangeu treinamento, capacitação e desenvolvimento de materiais para psicólogos escolares, professores, equipe administrativa e crianças.
2. Um programa legal foi desenvolvido em conjunto com o Ministério da Justiça, Assuntos Legais e Parlamentares. Este programa – projetado para enfermeiros, trabalhadores de organizações não governamentais, policiais e outros agentes da lei – criou cursos de treinamento sobre como lidar com jovens infratores sexuais. O treinamento também lidou com a questão da criação de tribunais amigáveis às vítimas para testemunhas vulneráveis. Diretrizes para relatórios também foram desenvolvidas.

Salvaguardas constitucionais para crianças indígenas

Artigo 15 e 15(1) O Estado proibirá a discriminação contra qualquer cidadão com base em religião, raça, casta, sexo. Nada neste artigo impede o Estado de fazer qualquer provisão especial para mulheres e crianças.

Artigo -21 A: O Estado fornecerá educação gratuita e obrigatória a todas as crianças de 6 a 14 anos, da maneira que o Estado determinar por lei.

Artigo 24: Nenhuma criança com menos de 14 anos poderá ser empregada em qualquer fábrica ou mina ou envolvida em qualquer outro emprego perigoso.

Artigo 39(f): ordena ao Estado que garanta que as crianças tenham oportunidades e facilidades para se desenvolverem de forma saudável e em condições de liberdade e dignidade e que a infância e a juventude sejam protegidas contra a exploração e contra o abandono moral e material.

Artigo 45 O Estado se esforçará para fornecer cuidados e educação na primeira infância para todas as crianças até que completem seis anos de idade.

Artigo 243 G Prevê a institucionalização dos cuidados infantis, procurando confiar programas de desenvolvimento das mulheres e das crianças ao Panchayat. [241, 242]

PAPEL DO DENTISTA

Os profissionais de saúde são obrigados por lei a relatar prontamente casos de suspeita de negligência ou abuso infantil a uma agência local de Serviços de Proteção à Criança. Dependendo das circunstâncias, a agência local de aplicação da lei também pode ser notificada. A denúncia também é exigida de todas as pessoas cujo trabalho coloca crianças menores de 18 anos sob seus cuidados. Essas pessoas incluem professores, cuidadores de crianças, provedores de assistência social e policiais e pessoal de serviços jurídicos. [243] O papel de um dentista em abuso e negligência infantil é conhecer as leis estaduais atuais sobre a denúncia de abuso infantil. A conscientização, identificação, documentação e notificação devem ser realizadas de maneira adequada. Os dentistas pediátricos podem fornecer informações valiosas e assistência aos médicos sobre os aspectos orais e odontológicos do abuso e negligência infantil. Esses esforços ajudarão a reconhecer, fortalecer a capacidade de prevenir e detectar abuso e negligência infantil e melhorar o cuidado e a proteção das crianças. [29] Isso não significa que os profissionais odontológicos tenham que resolver o problema, mas o envolvimento é necessário se quisermos proteger e nutrir a pequena porcentagem, mas grande número, de crianças em nossa sociedade que são abusadas e negligenciadas. [244]

Uma série de pesquisas conduzidas nos Estados Unidos revelou que havia desconhecimento por parte dos dentistas e uma grande necessidade de educação profissional expandida. Uma dessas pesquisas realizada por Becker et al, em 1978, afirma que apenas 45% de todos os dentistas estavam cientes de suas responsabilidades legais de relatar casos suspeitos de abuso infantil. Dentistas pediátricos e cirurgiões orais estavam mais cientes e envolvidos em comparação com o dentista geral. Apesar da ética profissional e dos mandatos legislativos, parece que os dentistas têm desconhecimento ou falta de conformidade com as responsabilidades profissionais. [245]

As responsabilidades do dentista

As responsabilidades do profissional odontológico em casos de abuso e negligência infantil incluem a identificação do abuso ou negligência, o tratamento dos ferimentos ou negligência da criança e a prevenção de novos abusos ou negligências, sendo necessária a denúncia completa às agências apropriadas.

Os dentistas pediátricos podem fornecer informações valiosas e assistência aos médicos sobre os aspectos orais e dentários do abuso e negligência infantil, o que fortalecerá a capacidade de melhorar o cuidado e a proteção das crianças.

Uma abordagem interdisciplinar

Certamente a profissão odontológica está em dívida com seus colegas da área da saúde aliada e profissões jurídicas pelas informações pertinentes aos aspectos gerais na prevenção e tratamento de abuso e negligência infantil. No entanto, essas informações são desprovidas de dados e recomendações sobre as questões e problemas enfrentados pela profissão odontológica. [246]

Essas questões e problemas específicos da profissão odontológica devem ser abordados por mais do que apenas a profissão odontológica. Como é o caso com questões e problemas enfrentados pelas profissões médicas, de enfermagem, jurídicas e educacionais, as questões odontológicas devem ser abordadas por uma representação interdisciplinar de todas essas profissões. A profissão odontológica deve ser informada sobre os aspectos de saúde, sociais e legislativos do abuso e negligência infantil. Da mesma forma, as outras profissões devem perceber que o abuso odontológico/oral/facial infantil e a negligência no cuidado odontológico são uma realidade definitiva no abuso e negligência infantil, o que precisa de alguma pesquisa, investigação, material educacional e protocolos/manuais de serviços clínicos projetados especificamente para essas questões e problemas.

Lazenbatt e Freeman, em 2006, conduziram um estudo com 979 enfermeiros, médicos e dentistas que trabalhavam em cuidados primários na Irlanda do Norte e receberam um questionário postal. Os resultados revelaram que os enfermeiros comunitários eram mais propensos a reconhecer e relatar suspeitas de abuso físico infantil, e eram o grupo mais ciente de questões de abuso infantil e o mais disposto a se envolver em casos de abuso quando comparados com dentistas e médicos. [247]

A educação profissional continuada para dentistas em equipes de proteção à criança pode aumentar substancialmente os casos relatados de suspeita de abuso infantil pela profissão odontológica.

Diagnóstico clínico de abuso físico

Abuso físico ou trauma não acidental é um dos tipos mais comuns de abuso infantil. Embora muitos casos de diagnósticos de abuso infantil possam ser baseados apenas em achados físicos, o histórico de como o ferimento ocorreu se torna útil quando uma criança apresenta ferimentos múltiplos e indefinidos. Os seguintes históricos são diagnósticos ou extremamente suspeitos, alguns traumas não acidentais

- História de testemunha ocular
- Lesão inexplicável
- História implausível
- Suposta lesão autoinfligida
- Suposta lesão causada por irmão
- Atraso na procura de atendimento médico

História de testemunha ocular

Quando uma criança prontamente afirma que um determinado pai ou responsável a machucou, a história provavelmente é verdadeira. Quando um dos pais ou responsável acusa o outro de ferir uma criança, a história geralmente é precisa, se os pais não estiverem envolvidos em uma disputa de custódia. Confissões parciais de um dos pais não são incomuns e são tão diagnósticas quanto confissões completas .

Lesão inexplicável

Alguns pais ou cuidadores negam saber que seu filho teve algum dos ferimentos descobertos. Outros pais ou cuidadores notariam os achados físicos, mas não podem oferecer nenhuma explicação sobre como o ferimento aconteceu e acreditariam que o ferimento foi espontâneo. Essas explicações são autoincriminatórias. A maioria dos pais não abusivos sabe exatamente como, onde e quando seu filho foi ferido. Eles também mostram uma disposição completa para discutir o acidente em detalhes. Nesses ferimentos inexplicáveis, o perpetrador exato pode frequentemente ser identificado ao saber quem estava sozinho com a criança quando o desconforto e o choro começaram. [248]

Suposta lesão autoinfligida

Uma suposta lesão autoinfligida em um bebê pequeno é muito séria. Essas crianças podem ser gravemente feridas novamente ou mortas se o diagnóstico correto não for estabelecido. Em geral, a criança que não consegue engatinhar não pode causar um acidente autoinfligido. Fraturas abaixo dessa idade são quase universalmente infligidas. Histórias absurdas devem ser consideradas altamente improváveis e tratadas adequadamente. Histórias que sugerem que a criança é masoquista devem sempre levantar questões (por exemplo, a criança que se machuca gravemente durante uma birra, tem hematomas subdurais ao bater em si mesma com uma garrafa, sobe em um aquecedor quente ou se queima até os cotovelos ao mergulhar o braço em água quente). As crianças raramente infligem lesões deliberadas a si mesmas. [249]

Suposta lesão causada por irmão

Quando os pais ou cuidadores têm dificuldade em dar uma explicação, eles geralmente projetam a culpa na atividade dos irmãos. Eles podem afirmar que o irmão deixou cair um brinquedo na criança ferida ou jogou uma garrafa nela. O número e a gravidade dos ferimentos geralmente contradizem essa explicação. Apenas uma pequena porcentagem de casos de abuso infantil envolve irmãos. [250]

Atraso na procura de cuidados médicos

A maioria dos pais não abusivos busca atendimento imediato quando seu filho é ferido. Em contraste, algumas crianças abusadas não são apresentadas para atendimento por um período considerável de tempo, mesmo quando há um ferimento grave. No extremo, algumas não são apresentadas até que a criança esteja próxima da morte. Aproximadamente um terço das crianças abusadas não foi apresentado para atendimento até a manhã após o ferimento. Outro terço veio de um a quatro dias após o ferimento. Nessas situações, os pais ou cuidadores geralmente esperam que o evento nunca tenha ocorrido ou que o ferimento não exija atendimento médico. Comumente, na situação abusiva, o adulto que estava com a criança no momento do ferimento não vai ao centro de saúde com a criança. [251]

Sítios Típicos

Contusões infligidas são tão comuns em certos locais do corpo que descobri-las ali é patognomônico. Contusões que predominam nas nádegas, parte inferior das costas e coxas laterais são quase sempre relacionadas à punição (por exemplo, palmadas). Da mesma forma, contusões genitais ou na parte interna da coxa são geralmente infligidas por acidentes no banheiro. Ferimentos no pênis ou em outras partes do corpo podem incluir marcas de beliscões Figura 26, cortes, escoriações, um sulco profundo por tê-lo amarrado com um elástico ou amputação. Ferimentos na área genital também devem levantar a questão do abuso sexual, especialmente quando encontrados em meninas. [252]

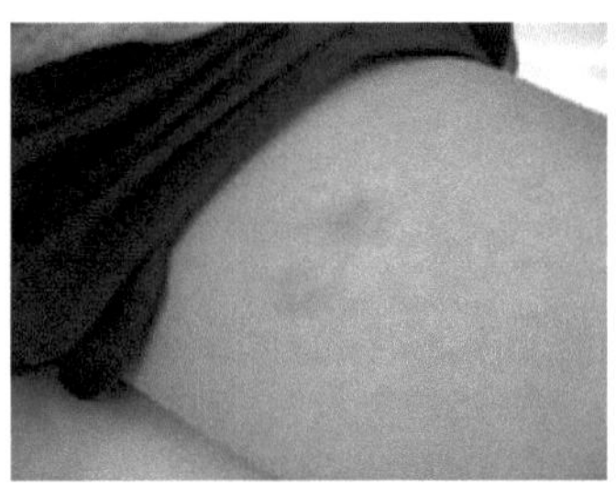

Figura 26. Marca de beliscão na perna de um menino de 7 anos em um local

Cortesia: Harris JC et al 2009 [252]

Hematomas na bochecha geralmente são secundários a tapas. Quedas acidentais raramente causam hematomas nos tecidos moles da bochecha, mas envolvem a pele sobre as proeminências ósseas, como a testa ou a maçã do rosto. Os contornos dos dedos podem ser evidentes dentro do hematoma. Hematomas no lóbulo da orelha geralmente são causados por beliscões. Crianças que são beliscadas ou puxadas pelo lóbulo da orelha geralmente têm um hematoma correspondente em cada superfície. Uma criança ocasionalmente sofrerá uma ruptura do tímpano devido a uma pancada na orelha. Hematomas no lábio superior, frênulo labial e assoalho da boca em uma criança muito jovem para sentar-se sozinha e inadvertidamente cair para a frente geralmente são causados por alimentação impaciente e forçada ou por forçar uma chupeta ou mamadeira na boca da criança. Hematomas dentro do vestíbulo podem permanecer ocultos, a menos que o lábio seja cuidadosamente evertido.

Um histórico de choro inconsolável geralmente pode ser obtido nesses casos.

Hematomas ou cortes no pescoço são quase sempre devido a ser sufocado ou estrangulado por uma mão humana, corda, coleira de cachorro ou outro instrumento semelhante. Acidentes neste local são extremamente raros e devem ser vistos com suspeita, pois a Figura 27 e a Figura 28 mostram características típicas de ferimentos acidentais e não acidentais. Marcas de estrangulamento podem ser atribuídas a uma tentativa de ressuscitação quando, na verdade, são devido a levantar uma criança do chão pelo pescoço enquanto lhe dá um tapa no rosto ou a bate contra uma parede. Tentativas de ressuscitação não deixam hematomas no rosto ou pescoço.

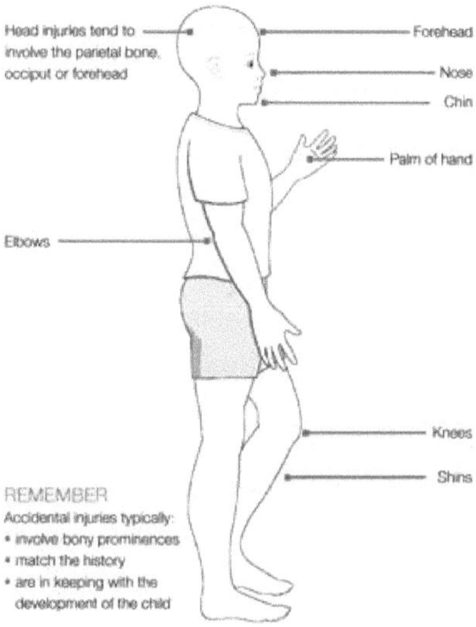

Figura 27 Características típicas de lesões acidentais

Cortesia: Harris JC et al 2009 [252]

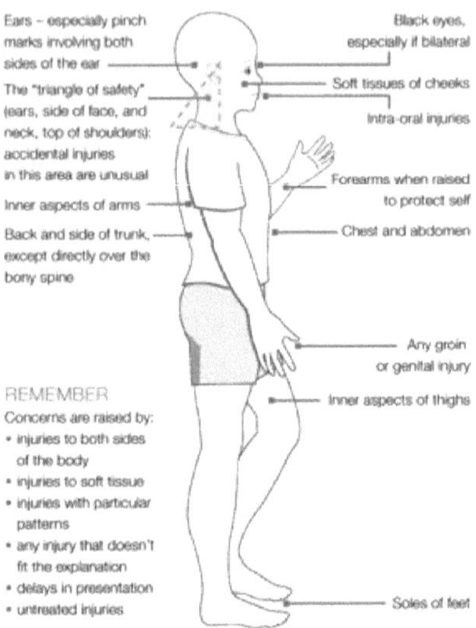

Figura 28 Características típicas de lesões não acidentais (lesões que devem gerar preocupação)

Cortesia: Harris JC et al 2009 [252]

Diagnosticar suspeita de abuso ou negligência é apenas o primeiro passo, os dentistas devem estar preparados para tomar medidas corretivas imediatas em nome da vítima. Todos os membros da profissão odontológica devem ser informados sobre os aspectos de saúde, sociais e legais do abuso e negligência infantil, e devem informar outras profissões que o abuso e a negligência odontológica são componentes sérios de maus-tratos infantis. O reconhecimento de maus-tratos infantis é repleto de frustração para a maioria dos profissionais de saúde. O problema com o reconhecimento é uma percepção terrível de que pais e cuidadores fazem coisas prejudiciais a crianças desprotegidas e suscetíveis. Educar os profissionais para reconhecer o abuso e a negligência infantil é apenas metade da batalha. Incentivá-los a fazer os relatórios necessários é a outra metade. [253,254,255]

PREVENÇÃO DE ABUSO INFANTIL E NEGLIGÊNCIA DENTÁRIA

Os dentistas pediátricos provavelmente estão na posição mais favorável entre todos os profissionais de saúde para reconhecer o abuso infantil, com oportunidades de observar e avaliar não apenas a condição física e psicológica das crianças, mas também o ambiente criado pela família em casa. A alta frequência de lesões faciais associadas ao abuso físico coloca o dentista na vanguarda dos profissionais para detectar e tratar uma criança abusada. [29] Vários estudos foram realizados em todo o mundo sobre as causas e consequências do abuso e negligência infantil. Poucos estudos tentaram investigar a eficácia e/ou efetividade de várias medidas preventivas. Portanto, é importante prestar mais atenção às abordagens preventivas de abuso e negligência infantil. O governo tem se esforçado para prevenir o abuso, o que inclui programas de visita domiciliar voltados para famílias de alto risco e esforços escolares para ensinar as crianças a responder a tentativas de abuso sexual. A prevenção do abuso emocional tem sido promovida pela mídia. Uma vez que a criança tenha atingido uma idade em que possa entender, ela deve ser ensinada sobre "bom toque" e "mau toque". Os pais também precisam ter cautela ao contratar babás e outros cuidadores. Qualquer pessoa que suspeite de abuso deve imediatamente relatar essas suspeitas à polícia ou à agência local do CPS, que geralmente estará listada nas páginas azuis da lista telefônica em Serviços de Reabilitação ou Serviços para Crianças e Famílias, ou nas páginas amarelas. Dadas essas possíveis causas, a maioria dos profissionais concorda que há três níveis de serviços de prevenção. [63]

- Prevenção primária
- Prevenção secundária
- Prevenção terciária.

Prevenção primária

A prevenção primária lida com atividades que são direcionadas ao nível da comunidade. Essas atividades são destinadas a impactar as famílias antes de quaisquer alegações de abuso e negligência. Os serviços de prevenção incluem atividades de educação pública, aulas de educação para pais que são abertas a qualquer pessoa na comunidade e programas de apoio à família. É difícil de realizar porque é uma tentativa de medir um impacto antes que aconteça.

Prevenção secundária

A prevenção secundária consiste em atividades que têm como alvo famílias que têm um ou mais fatores de risco, incluindo famílias com abuso de substâncias, pais adolescentes, pais de crianças com necessidades especiais, pais solteiros e famílias de baixa renda. O serviço de prevenção inclui aulas de educação para pais voltadas para pais de alto risco, cuidados paliativos para pais de uma criança com deficiência ou programas de visita domiciliar para novos pais.

Prevenção terciária

Este tipo de prevenção consiste em atividades direcionadas a famílias que têm relatos confirmados ou não de abuso infantil e negligência. Essas famílias já demonstraram a necessidade de intervenção, com ou sem supervisão judicial. Este tipo de serviço de prevenção inclui reabilitação de pais que abusaram, fornecendo tratamento ou terapia intensiva, tratamento ou terapia intensiva para crianças que foram abusadas, encaminhamentos para pais para lidar com depressão, abuso de substâncias ou outros desafios de saúde mental e assistência social.

Workshop para pais sobre desenvolvimento infantil e práticas saudáveis de criação de filhos Um grande número de pais não tem conhecimento adequado sobre desenvolvimento infantil e/ou sobre práticas saudáveis de criação de filhos e, como resultado, direta ou indiretamente, eles abusam e/ou maltratam crianças pequenas. Portanto, um bom número de países tomou a iniciativa de educar pais em potencial sobre desenvolvimento infantil e ajudá-los a melhorar suas habilidades em gerenciar seus filhos de forma adequada e eficiente. Anteriormente, era visto que esses programas deveriam cobrir apenas famílias de alto risco ou aquelas famílias nas quais o abuso já ocorreu. Agora, o conceito mudou. Esses tipos de programas devem cobrir todas as famílias. Por exemplo, em Cingapura, a educação e o treinamento em parentalidade começam nas escolas secundárias, com aulas de "preparação para a paternidade". Os alunos aprendem sobre cuidados e desenvolvimento infantil e ganham experiência direta trabalhando com crianças pequenas em creches e pré-escolas. [33] Como parte da Campanha Global da OMS em andamento para a Prevenção da Violência e como sua contribuição para o acompanhamento do Estudo do Secretário-Geral da ONU sobre Violência contra Crianças, a OMS ampliou suas atividades de prevenção de maus-tratos infantis. A OMS tem um triplo interesse na prevenção da violência contra crianças.

1. A violência é uma questão importante de saúde pública que afeta diretamente milhões de indivíduos todos os anos. Por exemplo, estimativas da OMS citadas no Estudo do Secretário-Geral da ONU sobre Violência Contra Crianças afirmam que quase 53.000 crianças são assassinadas a cada ano, e que a prevalência de relações sexuais forçadas e outras formas de violência sexual envolvendo toque, entre meninos e meninas menores de 18 anos, é de 73 milhões (ou 7%) e 150 milhões (ou 14%), respectivamente.

2. A violência contra bebês e crianças mais novas é um grande fator de risco para transtornos psiquiátricos e suicídio, e também tem consequências para toda a vida, incluindo depressão, transtornos de ansiedade, tabagismo, abuso de álcool e drogas, agressão e violência contra outros, comportamentos sexuais de risco e transtornos de estresse pós-traumático. Prevenir a violência contra crianças, portanto, contribui para prevenir uma gama muito mais ampla de doenças não transmissíveis.

3. A violência contra crianças é destacada no Relatório mundial sobre violência e saúde e, como tal, é parte integrante da Campanha Global para Prevenção da Violência da OMS e seus objetivos de promover a adoção das recomendações de prevenção da OMS e apoiar os países em sua implementação.

A OMS colaborou com a Sociedade Internacional para a Prevenção do Abuso e Negligência Infantil (ISPCAN) no desenvolvimento de Prevenção de maus-tratos infantis: um guia para tomar medidas e gerar evidências para ajudar os países a elaborar e implementar programas para a prevenção de maus-tratos infantis por pais e cuidadores. [33]

O guia fornece aconselhamento técnico para profissionais que trabalham em governos, institutos de pesquisa e ONGs sobre como medir a extensão dos maus-tratos infantis e suas consequências; como elaborar, implementar e avaliar programas de prevenção e sobre considerações importantes para detectar e responder aos maus-tratos infantis. É uma ferramenta prática que ajudará os governos a implementar as recomendações do Estudo sobre Violência Contra Crianças do Secretário-Geral das Nações Unidas, lançado recentemente. [22]

Juntamente com a OMS, o ISPCAN e outros parceiros trabalharão intensamente com um pequeno número de países selecionados para desenvolver programas de prevenção baseados no guia, e a sede da OMS, os escritórios regionais e nacionais estão ansiosos para fornecer aconselhamento e apoio técnico em resposta a pedidos de assistência de forma mais geral. [260]

Wolfe et al em 1988 avaliaram uma intervenção comportamental para fornecer treinamento em parentalidade e descobriram que as mães que receberam o treinamento em parentalidade relataram menos problemas comportamentais com seus filhos e menos problemas de ajuste associados a maus-tratos em potencial em comparação com as mães nos grupos de comparação. Além disso, uma avaliação de acompanhamento mostrou que havia um menor risco de maus-tratos pelas mães que receberam o treinamento em parentalidade **.** [261]

Hébert M, et al. em 2002 conduziram uma avaliação dos resultados após a participação dos pais em um programa de prevenção de abuso infantil (workshop para pais ESPACE). Os resultados revelaram que os pais participantes eram mais propensos a sugerir intervenções que sustentassem a criança em seu próprio processo de resolução de problemas, buscassem ajuda de agências especializadas e tentassem oferecer suporte emocional à vítima. Este estudo também revelou que o workshop para pais tem um resultado positivo no conhecimento. [262]

WurteleSk, MorenoT, Kenny MC em 2008 realizaram uma pesquisa para examinar a eficácia de um workshop educacional projetado para informar os pais sobre abuso sexual infantil (CSA), promover a comunicação entre pais e filhos e ajudar os pais a criar ambientes livres de molestadores para seus filhos. Os resultados revelaram que o programa educacional para pais melhorou o conhecimento e a capacidade dos pais de conversar com seus filhos sobre segurança pessoal.

Walsh K, Zwi K, Woolfenden S, Shlonsky A em 2018 conduziram um estudo para avaliar evidências da eficácia de programas educacionais escolares para a prevenção do abuso sexual infantil (CSA) e concluíram que as habilidades e o conhecimento de autoproteção das crianças podem ser aumentados pela participação em programas escolares de prevenção ao abuso sexual. [263]

Ampliando os serviços de saúde para famílias e crianças

Os profissionais de saúde podem desempenhar um papel muito significativo na identificação, tratamento e encaminhamento de casos de abuso e negligência e na notificação de casos suspeitos de maus-tratos às autoridades competentes para as ações necessárias. É importante detectar os casos de abuso o mais rápido possível para minimizar o impacto das consequências e estender os serviços corretivos necessários para um prognóstico rápido. [264]

Na Índia, não há um sistema de manutenção de qualquer registro desse tipo. Por isso, é importante introduzir o sistema de manutenção de registro de casos relatados de abuso e negligência infantil tanto nos centros de saúde governamentais quanto nos não governamentais. Esse sistema não só ajudará a vítima, como também dará uma ideia sobre a natureza e a extensão do problema no país.

Treinamento para profissionais de saúde

A questão do abuso e negligência infantil é um fenômeno muito pouco reconhecido nos países em desenvolvimento como a Índia. Um grande número de profissionais de saúde não está ciente do problema e, mesmo que alguns deles estejam cientes do mesmo, eles dão a menor importância a essa questão. As descobertas de estudos em todo o mundo sugerem a necessidade de treinamento contínuo para os profissionais de saúde sobre a detecção e notificação de sinais e sintomas precoces de abuso e negligência infantil. Posteriormente, várias organizações de saúde desenvolveram programas de treinamento para o mesmo e os consideraram muito úteis e eficazes. A OMS, a Associação Médica Americana e a Academia Americana de Pediatria produziram diretrizes de diagnóstico e tratamento para maus-tratos infantis e abuso sexual. [265]

Treinamento para agências de aplicação da lei, especialmente para pessoal policial

Também é importante organizar um programa de treinamento para o pessoal da polícia para sensibilizá-los sobre a magnitude e as diferentes dimensões do abuso e negligência infantil e dar-lhes uma ideia clara sobre as leis disponíveis nos respectivos países para direitos de proteção e como essas leis podem ser implementadas.

Na Índia, o pessoal da polícia deve implementar milhares e milhares de leis com o mínimo de mão de obra e instalações de infraestrutura precárias. Dado o cenário geral de lei e ordem no país, a questão do abuso e negligência infantil não figura nas áreas prioritárias de atenção. No entanto, o programa de sensibilização sobre abuso e negligência infantil foi considerado muito eficaz em desenvolver o interesse entre o pessoal da polícia sobre a questão e garantir sua atenção especial a ela.

Na Índia, um programa de treinamento multidisciplinar sobre abuso e negligência infantil foi conduzido pela primeira vez em Calcutá em junho de 2003 por uma organização chamada MIDSW [Instituto Metropolitano (Bypass) para Estudos de Desenvolvimento e Bem-Estar]. O programa de treinamento foi financiado pela Sociedade Internacional para a Prevenção do Abuso e Negligência Infantil (ISPCAN), EUA. O programa de treinamento foi altamente bem-sucedido em sensibilizar o pessoal da polícia sobre o problema e fazê-los entender sobre a aplicação de diferentes disposições das leis existentes para a proteção dos direitos da criança na Índia. No entanto, é necessário organizar esse tipo de programa de treinamento para o pessoal da polícia periodicamente. [138]

Treinamento para o pessoal da ONG

Como as ONGs trabalham diretamente no campo e têm conexão regular com a comunidade, será benéfico dar a elas treinamento sobre abuso e negligência infantil com o objetivo de sensibilizá-las sobre a gravidade do problema e garantir sua atenção especial sobre o assunto. Algumas das ONGs já estão trabalhando no campo de abuso e negligência infantil. Mas o treinamento será uma oportunidade para todas elas compartilharem as últimas informações sobre o assunto e aprenderem umas com as outras e desenvolverem parcerias. Dado o cenário geral de abuso e negligência infantil, nenhuma agência pode combater esse problema efetivamente nos países em desenvolvimento como a Índia. Tanto o governo quanto as organizações não governamentais devem trabalhar juntas seguindo a abordagem de parceria. [24]

Em 2003, um programa de treinamento multidisciplinar sobre abuso e negligência infantil foi organizado em Calcutá e em Nagpur em conjunto pelo MIDSW — uma ONG envolvida em atividades de proteção infantil em Calcutá e o Government Medical College, Nagpur. Os programas foram financiados pelo ISPCAN. Os programas de treinamento foram considerados eficazes e úteis para atingir os objetivos.

Programa de conscientização da comunidade

A conscientização pública sobre abuso infantil, especialmente abuso sexual, deve ser organizada com o objetivo de educar o público sobre os efeitos negativos do abuso infantil e negligência. Na campanha de conscientização pública sobre medidas legais para proteger os direitos das crianças, deve ser enfatizada. A esse respeito, mais e mais ONGs devem se apresentar para assumir programas de intervenção baseados na comunidade e no instituto com a ajuda de membros do Clube da Juventude. É importante selecionar um grupo-alvo potencial para criar conscientização sobre o problema. Ao mesmo tempo, também é importante entender a eficácia e/ou impacto dos programas de conscientização por meio de um estudo sistemático de tempos em tempos. As campanhas de conscientização também precisam ser avaliadas para implementação eficaz de programas futuros. [24]

A mídia é a maneira mais fácil de sensibilizar as pessoas de uma seção transversal da sociedade. Nesse sentido, a mídia deve ser ativa na sensibilização dos membros da comunidade sobre essa questão. Documentários devem ser feitos sobre essa questão, destacando as várias incidências de abuso sexual infantil e seu impacto de longo prazo nas crianças. A mídia também deve destacar as medidas legais disponíveis em nosso país para o julgamento dos perpetradores e a natureza da punição para vários delitos com relação ao abuso sexual infantil e/ou envolvimento de crianças na prostituição. [266]

Programa Educativo para Professores, Encarregados de Educação e Crianças na Escola

Em alguns países, o castigo físico de crianças é considerado um método de modificação de comportamento. Em países em desenvolvimento como a Índia, o castigo físico de crianças na escola e em casa é muito comum. Programas de sensibilização sobre abuso e negligência infantil e suas consequências na escola para professores e responsáveis são essenciais para conter a incidência de castigo físico e garantir medidas disciplinares saudáveis para corrigir o comportamento de crianças problemáticas. [267]

Esforços secundários para prevenir abuso sexual podem incluir oferecer serviços ou oportunidades educacionais para meninas e famílias consideradas em risco de abuso sexual. Sem assustá-las com pesadelos, as crianças precisam saber sobre os perigos do abuso sexual. Isso não só lhes dará conhecimento para se protegerem, mas também as sensibilizará para apoiar e ajudar outras crianças a não se tornarem vítimas de abuso sexual.

Ensine aos seus filhos os nomes dos diferentes órgãos e que o corpo é privado e não deve ser tocado sem a permissão deles. Dê a eles permissão incondicional para dizer "não" até mesmo a um membro da família. Diga a eles para lhe dizerem se alguém pedir para serem tocados. Deixe claro que você está disponível, aberto e do lado deles se um adulto os tocar de uma forma que os faça se sentir desconfortáveis e que você os protegerá.

Programa Educacional Escolar para Crianças

Programas educacionais baseados na escola devem ser lançados para educar as crianças, especialmente sobre abuso sexual e seus efeitos, proporcionando a elas uma sensação de empoderamento e ensinando-as a reconhecer uma situação de abuso potencial, a se protegerem e o que fazer se sofrerem abuso real ou potencial. [268] As lições que podem ser dadas às crianças incluem:

- Aprender distinções de toque (por exemplo, toque bom/toque ruim; toques de luz verde/toques de luz vermelha);
- Aprendendo regras sobre toque;
- Aprendendo os direitos das crianças e os limites do corpo;
- Aprendendo sobre as partes íntimas;
- Aprender habilidades para evitar abusos, incluindo dizer "não", gritar por socorro, fugir;
- Saber a diferença entre 'bons segredos' e 'maus segredos';

- Perceber a ideia de que o abuso sexual nunca é culpa da criança; e
- Conhecer a necessidade e as formas de denunciar abusos.

Em 2004, o castigo físico/corporal nas escolas de Bengala Ocidental, o Honorável Chefe de Justiça do Tribunal Superior de Calcutá, Sr. AK Mathur, proibiu a prática milenar de espancar ou bater em alunos nas escolas. De acordo com o Chefe de Justiça, na era do ensino científico, espancar ou bater — o que é contrário à Declaração Universal dos Direitos Humanos — causa traumas mentais sérios. Mesmo após o julgamento do Tribunal Superior, vários casos semelhantes foram relatados em Bengala Ocidental.

O Plano de Ação Nacional para Crianças, 2016 (NPAC) foi lançado em uma função especial realizada para celebrar o Dia Nacional da Menina em Nova Déli. O Plano de Ação tem quatro áreas prioritárias principais: sobrevivência, saúde e nutrição; educação e desenvolvimento; proteção e participação. [269]

Área de prioridade principal 1: Sobrevivência, saúde e nutrição

Área de prioridade principal 2: Educação e desenvolvimento

Área de prioridade 3: Proteção

Área de prioridade chave 4: Participação

A Área de Prioridade 3 fala sobre Proteção e seu objetivo é proteger todas as crianças de todas as formas de violência e abuso, dano, negligência, estigma, discriminação, privação, exploração, incluindo exploração econômica e exploração sexual, abandono, separação, sequestro, venda ou tráfico.

Subobjetivo 3.1: Criar um ambiente acolhedor, protetor e seguro para todas as crianças, a fim de reduzir sua vulnerabilidade em todas as situações e mantê-las seguras em todos os lugares.

Estratégias: Apoiar o desenvolvimento da gestão comunitária do trabalho infantil, migração infantil, tráfico, casamento precoce e todas as formas de exploração e violência contra crianças.

- Estabelecer e fortalecer comitês de Proteção à Criança em nível de vila, Gram Panchayat, vila de receita, ala e nível de bloco e orientá-los a desenvolver planos integrados de Proteção à Criança.
- Mapeamento de crianças vulneráveis por aldeia e por quarteirão, por tipo de vulnerabilidade e sua origem social, desenvolvido por VCPCs e compilado em nível de quarteirão
- Orientar pais, membros do SMC e professores sobre as disposições contra castigos corporais nas escolas sob a Lei RTE.
- Orientar pais, crianças, membros do SMC, AWWs, ASHA, ANM e professores sobre abuso sexual infantil e disposições da Lei POCSO.
- Criar um ambiente de proteção para crianças vulneráveis, ligando-as, e às suas famílias, a programas governamentais de proteção social e de meios de subsistência
- Fortalecer os serviços de reabilitação baseados na comunidade (incluindo conselheiros descalços) para responder às necessidades das vítimas de abuso, exploração, negligência e tráfico de crianças.
- Promover a identificação e a denúncia de crimes sexuais e a procura de apoio nas esquadras de polícia locais e nos CWC/CPC para abordar os mesmos

- Fortalecer os SMCs e os Comitês de Proteção à Criança das Aldeias para monitorar e apoiar o funcionamento regular das escolas e garantir um ambiente livre de qualquer forma de abuso, violência ou discriminação
- Criar um ambiente de apoio para crianças e famílias afetadas pelo HIV/AIDS, câncer e outras doenças não transmissíveis por meio da conscientização e da comunicação interpessoal
- Orientar pais e professores sobre Abuso Sexual Infantil
- Prevenir o casamento precoce de meninas
- Garantir a proteção das crianças durante desastres naturais e provocados pelo homem

Subobjectivo 3.2 : Mecanismos legislativos, administrativos e institucionais de reparação para a protecção da criança reforçados a nível nacional, estadual e distrital. [269]

Estratégias:

- Estabelecer um NCPCR e SCPCRs robustos a nível estadual
- Fortalecer os mecanismos institucionais de resgate e reabilitação de crianças vítimas de abuso sexual infantil/crianças traficadas/trabalho infantil e outras crianças vulneráveis
- Reforçar os mecanismos de localização de crianças desaparecidas
- Estabelecer a ligação entre o departamento de pessoas desaparecidas e as unidades de combate ao tráfico de pessoas e fortalecer o mecanismo de resposta das agências policiais em casos de sequestro e rapto de crianças
- Células/unidades especiais para localizar crianças em distritos onde a incidência de crianças desaparecidas é maior
- Fortalecer o portal infantil Track e garantir o upload oportuno de dados por todas as delegacias de polícia, JJBs, CWCs e CCIs.

- Incentivar o uso do Khoyapaya, um portal baseado na web centrado no cidadão para rápida disseminação de informações sobre crianças desaparecidas/com deficiência visual
- Fortalecer os mecanismos institucionais para a reabilitação de crianças em conflito com a lei, de acordo com as disposições da Lei de Proteção e Assistência Juvenil de 2015
- Garantir a proteção das crianças em todas as instituições de assistência à infância, de acordo com as disposições da Lei de Proteção e Assistência Juvenil de 2015
- Fornecer um sistema eficaz de reforma e reabilitação para crianças em conflito com a lei.
- Lidar com crimes contra crianças de acordo com as disposições da Lei de Proteção e Assistência Juvenil de 2015

Subobjectivo 3.3: Integrar a componente de Protecção da Criança em toda a programação destinada às crianças e à assistência humanitária. [269]

Estratégias:

- Sensibilizar professores/ANMs/AWWs/ASHA/médicos/polícia/fraternidade jurídica sobre questões de proteção infantil
- Garantir que nenhuma criança seja sujeita a qualquer abuso físico/mental e exploração em escolas/hospitais/espaços públicos
- Garantir a proteção da criança em todas as ações humanitárias
- Proteger as crianças de situações de exploração, deslocamento, separação da família, privação de serviços básicos e interrupção da educação
- Garantir que todo o trabalho de ajuda e resposta esteja de acordo com os 4 Princípios de Proteção SPHERE33

- Garantir que a segurança e a dignidade das crianças sejam preservadas ao mesmo tempo que se fornece ajuda/apoio
- Criar um sistema de coleta de dados desagregados sobre o número total de crianças afetadas por desastres naturais
- Treinar funcionários para responder às necessidades de proteção infantil durante desastres naturais e provocados pelo homem como prioridade para prevenir abusos e exploração
- Garantir que todas as agências de Ajuda Humanitária tenham uma política de proteção à criança e que os trabalhadores humanitários estejam cientes dela e a cumpram
- Criar sistemas rigorosos de monitoramento e denúncia de qualquer caso de abuso/exploração/discriminação infantil informado pela Lei POCSO/Lei JJ de 2015.
- Criar espaços adequados para crianças em locais de resgate em desastres e garantir que as crianças sejam protegidas contra violência e abuso
- Serviços de apoio psicossocial para crianças afetadas por desastres
- Desenvolver ferramentas e materiais de advocacia pública adequados para gerar conscientização entre pais e crianças sobre as ameaças crescentes de tráfico/abuso infantil/violência e outros riscos durante desastres naturais e provocados pelo homem
- Fornecer informações à comunidade e às crianças sobre os mecanismos de resposta e encaminhamento existentes (quem contatar/onde ir para buscar ajuda)

Subobjectivo 3.4 : Fortalecimento das parcerias com os meios de comunicação, empresas, ONG e agências bilaterais para uma maior advocacia e criação de redes para garantir a protecção das crianças. [269]

Estratégia:

- Desenvolver uma política e diretrizes de "não causar danos" para todas as empresas/empresas de mídia/agências que trabalham com crianças para garantir proteção contra qualquer possível ação tomada por elas que viole os direitos das crianças
- Política para promover maior parceria público-privada para questões de proteção à criança, como abuso infantil, efeitos nocivos do abuso de substâncias, etc.
- Orient Media publica artigos sobre questões de proteção e pede seu apoio em termos de criação de uma maior conscientização pública sobre os direitos da criança e a proteção da criança
- Identificar boas práticas de ONGs/mídia e empresas em iniciativas tomadas para proteção infantil e destacá-las, aprimorando as boas práticas.

Subobjetivo 3.5 : Direitos de todas as crianças temporariamente/permanentemente privadas de cuidados parentais garantidos por meio de acordos familiares e comunitários, incluindo patrocínios, cuidados de parentesco e adoção. [269]

Estratégia:

- Garantir que a CARA e as SARAs sejam capazes de coordenar a troca de informações e a cooperação interestadual para promover a adoção e o acolhimento familiar dentro do país
- As ligações formais entre as SAAs e todas as outras CIIs aumentam o conjunto de crianças adequadas para adopção e acolhimento familiar
- Aumentar a conscientização sobre adoção, assistência social e patrocínio Incentivar SAAs, RIPAs e CHILDLINE a tentar a restauração de crianças por meio de apoio de patrocínio

- Fortalecer o sistema de acompanhamento e monitoramento regular de crianças adotadas e apadrinhadas
- Garantir a disponibilidade de todas as informações das crianças no CARINGS
- Garantir a entrega atempada dos relatórios de estudo em casa
- Capacitação de membros do CWC, DCPU e autoridades judiciais sobre novas diretrizes de adoção

LIMITAÇÕES E DESAFIOS

O abuso e a negligência infantil estão bem estabelecidos como uma importante preocupação social com ramificações significativas para as crianças afetadas, suas famílias e a sociedade em geral. Elaborar respostas eficazes é um acordo razoável sobre a definição do problema e seu escopo é um passo crítico. Estamos alcançando clareza na área de abuso e negligência infantil tem sido um desafio contínuo. Existem várias definições de abuso e negligência infantil em todo o mundo, pois variam de país para país e de estado para estado. Um relatório do National Research Council (NRC) em 1993 articulou muitos desafios que continuam a impedir uma compreensão completa da natureza do problema de abuso e negligência infantil.

Em nosso país, há poucas limitações quando se trata de registrar uma queixa sobre abuso e negligência infantil. Nem todos esses casos chegam ao conhecimento das autoridades no momento em que acontecem. Castigos corporais, espancamento de crianças, detenção em um quarto escuro para disciplina são alguns exemplos de abuso infantil que são praticados diariamente em alguns países asiáticos. Em um país como a Índia, com sua população multicultural, multiétnica e multirreligiosa, os problemas de grupos socialmente marginalizados e economicamente atrasados são imensos, dentro dos quais as crianças são as mais vulneráveis.

Várias pesquisas retrospectivas conduzidas com adultos que foram abusados ou negligenciados quando crianças mencionaram uma variedade de explicações para o motivo pelo qual eles não contaram a ninguém ou fizeram uma denúncia oficial, incluindo não perceber que o que estava acontecendo era errado, ilegal ou uma forma de abuso infantil e ter medo ou preocupação sobre o que aconteceria se eles relatassem a experiência ou tentassem procurar ajuda.

Nos últimos anos, a comunidade tem se tornado cada vez mais consciente do problema do abuso infantil em nossa sociedade. O abuso infantil é prevalente em todos os segmentos da sociedade e é testemunhado em todos os estratos sociais, étnicos, religiosos e profissionais.

Os relatórios oficiais não capturam todas as instâncias em que o abuso e a negligência infantil são suspeitos ou mesmo detectados e tratados. As taxas de relatórios também podem variar de acordo com a profissão e o relacionamento com a família.

Theodore e Runyan realizaram uma pesquisa com pediatras em 2006, apenas 10 por cento não relataram um caso suspeito de abuso ou negligência; a razão mais comum dada foi acreditar que o caso poderia ser melhor tratado pelo médico ou pela família sem o envolvimento dos serviços de proteção à criança. [270]

Zolotor et al em 2011 apresentaram um estudo onde compararam resultados de uma pesquisa de 2002 com pais na Carolina do Norte (Carolina Survey of Abuse in the Family Environment) usando a Parent-Child Conflict Tactics Scale com as descobertas de uma pesquisa Gallup em 1995 e os resultados de duas National Family Violence Surveys, conduzidas em 1975 e 1985, que usaram a mesma escala. Os resultados revelaram um declínio nos relatos parentais de abuso físico.

Toda criança merece um ambiente amoroso onde não tenha medo de figuras parentais ou idosas. Considerando o quão prejudiciais o abuso e a negligência podem ser para a saúde, a vida e o desenvolvimento da criança, os profissionais odontológicos devem agir para detectar, tratar e prevenir isso. Como uma responsabilidade moral de cuidar de crianças e jovens, os membros da equipe odontológica têm requisitos profissionais e legais para trabalhar com outras agências para proteger e promover o bem-estar das crianças.

CONCLUSÃO E RESUMO

Nos últimos vinte anos, pesquisas sobre abuso e negligência infantil indicam que a incidência de maus-tratos infantis pode ser reduzida e seus efeitos nocivos podem ser diminuídos por meio de prevenção e tratamento. O Institute of Medicine e o National Research Council formaram um comitê para fazer recomendações para pesquisas futuras na área de maus-tratos infantis. Este comitê defende um plano estratégico nacional com uma agenda coordenada para pesquisa sobre abuso e negligência infantil. Eles propõem o estabelecimento de definições padronizadas de abuso e negligência infantil e um sistema nacional de vigilância para coleta de dados.

Maus-tratos, abusos e negligência infantil impactam negativamente a saúde e o bem-estar da sociedade. A vitimização infantil não é apenas um problema social, mas também um sério problema de saúde pública. O abuso e a negligência infantil afetam não apenas as vítimas enquanto elas são crianças, mas também moldam os adultos que essas crianças se tornarão. O objetivo fundamental para a prevenção de maus-tratos infantis é impedir que o abuso e a negligência infantil ocorram de forma alguma, a fim de criar crianças saudáveis que, por sua vez, se tornarão adultos saudáveis.

Dentistas pediátricos em todo o mundo devem ser treinados em programas de educação avançada, incluindo um currículo obrigatório sobre abuso infantil, que pode fornecer informações valiosas e assistência aos médicos sobre aspectos orais e odontológicos de abuso e negligência infantil. Para evitar mal-entendidos e aumentar a sensibilidade, é recomendado que haja maior conscientização para dentistas, higienistas dentais e assistentes dentários na área de ciência comportamental e forense.

Internacionalmente, uma organização 'Prevent Abuse and Neglect Through Dental Awareness' também conhecida como coalizões PANDA que treinaram milhares de dentistas e auxiliares de odontologia é outro recurso para médicos que buscam informações sobre esse assunto. Além disso, médicos com experiência ou conhecimento especializado devem se disponibilizar para dentistas e organizações odontológicas como consultores e educadores. Tais esforços fortalecerão nossa capacidade de prevenir e detectar abuso e negligência infantil e aumentar nossa capacidade de cuidar e proteger crianças.

Há necessidade de medidas preventivas concertadas em um nível social mais amplo para um sistema adequado para responder às necessidades psicológicas de todos os envolvidos em situações de abuso infantil. A sociedade como um todo carrega muitas responsabilidades pela existência de abuso infantil. No máximo, cria um ambiente para que os maus-tratos persistam e não consegue lidar com a condição na qual eles podem prosperar para, assim, preveni-los. Nossa sociedade deve mudar para fornecer ambientes seguros para todas as crianças. Os denunciantes obrigatórios são obrigados a denunciar suspeitas de abuso infantil, negligência e maus-tratos. Denunciar uma suspeita de abuso infantil é nosso dever como profissionais, mas também é uma oportunidade de ajudar a melhorar a saúde e o bem-estar das crianças e participar da criação de uma sociedade mais saudável.

REFERÊNCIAS

- **Miller-Perrin CL, Perrin RD** . Maus-tratos infantis: Uma introdução. Sage Publications; 14 de maio de 2012.
- **Hay T, Jones L** . Intervenções sociais para prevenir abuso e negligência infantil. Bem-estar infantil. 1994 set-out;73(5):379-403.
- **Mullen PE, Martin JL, Anderson JC, Romans SE, Herbison GP.** O impacto a longo prazo do abuso físico, emocional e sexual de crianças: um estudo comunitário. Child Abuse Negl. 1996 Jan;20(1):7-21.
- **Becker DB, Needleman HL, Kotelchuck M.** Abuso infantil e odontologia: trauma orofacial e seu reconhecimento por dentistas. J Am Dent Assoc. 1978 Jul;97(1):24-8.
- **Cameron JM, Johnson HR, Camps FE.** A síndrome da criança espancada. Med Sci Law. 1966 Jan;6(1):2-21.
- **Jessee SA.** Manifestações físicas de abuso infantil na cabeça, rosto e boca: uma pesquisa hospitalar. ASDC J Dent Child. 1995 Jul-Ago;62(4):245-9.
- **Needleman HL.** Trauma orofacial em abuso infantil: tipos, prevalência, tratamento e envolvimento da profissão odontológica. Pediatr Dent. 1986;8(Edição especial):71–80
- **Tate RJ.** Lesões faciais associadas à síndrome da criança espancada. Br J Oral Surg. 1971 Jul;9(1):41-5.
- **Dodge, KA, Pettit, GS e Bates, JE** ., 1997. Como a experiência de abuso físico precoce leva as crianças a se tornarem cronicamente agressivas. HAVARD

- **Covell K.** Estudo do Secretário-Geral das Nações Unidas sobre a Violência Contra Crianças. Consulta Regional Norte-Americana. 2005 Jun. REF
- **Spinetta JJ, Rigler** D. O pai abusador de crianças: uma revisão psicológica. Psychol Bull. 1972 Abr;77(4):296-304.
- **Putnam FW.** Revisão de atualização de pesquisa de dez anos: abuso sexual infantil. J Am Acad Child Adolesc Psychiatry. 2003 Mar;42(3):269-78.
- **Berzenski SR, Madden AR, Yates TM.** Características de abuso emocional na infância moderam associações com psicopatologia e cuidado em adultos. Child Abuse Negl. 2019 Jan 1;87:77-87.
- **Osofsky JD.** Prevalência de exposição de crianças à violência doméstica e maus-tratos infantis: implicações para prevenção e intervenção. Clin Child Fam Psychol Rev. 2003 Set;6(3):161-70.
- **Wang Q, Shi W, Jin G.** Efeito do abuso emocional na infância no comportamento agressivo: um modelo de mediação moderadoJ Aggress Maltreat Trauma.2018 Set 22:1-4.
- **Lourenço CB, Saintrain MV, Vieira AP.** Criança, negligência e saúde bucal. BMC Pediatr. 2013 Nov 18;13:188.
- **Souster G, Innes N.** Alguns esclarecimentos sobre sinais de gatilho para negligência odontológica. Evid Based Dent. 2014;15(1):2–3.
- **Knight LD, Collins KA** . Uma revisão retrospectiva de 25 anos de mortes devido à negligência pediátrica. Am J Forensic Med Pathol. 2005;26(3):221–8.
- **Widom CS, Czaja SJ, Bentley T, Johnson MS.** Uma investigação prospectiva de resultados de saúde física em crianças abusadas e negligenciadas: novas descobertas de um

acompanhamento de 30 anos. Am J Public Health. 2012;102(6):1135–44.

- **Ramazani N, Poureslami HR, Ahmadi R, Ramazani M.** Cáries na primeira infância e o papel dos pediatras na sua prevenção. Ir J Pediatr Soc. 2010.
- **Bhatia SK, Maguire SA, Chadwick BL, Hunter ML, Harris JC, Tempest V, et al.** Características da negligência odontológica infantil: uma revisão sistemática. J Dent. 2014;42(3):229–39.
- **Runyan D, Wattam C, Ikeda R, Hassan F, Ramiro L.** Abuso e negligência infantil por pais e outros cuidadores REF
- **Leeb, RT; Paulozzi, LJ; Melanson, C.; Simon, TR; Arias, I.** (janeiro de 2008). Child Maus-tratos Vigilância: Definições Uniformes para Saúde Pública e Elementos de Dados Recomendados, Versão 1.0 (PDF). Atlanta, Geórgia: Centros de Controle e Prevenção de Doenças, Centro Nacional de Prevenção e Controle de Lesões. Arquivado (PDF) do original em 13 de setembro de 2019.
- Organização Mundial da Saúde e Sociedade Internacional para Prevenção de Abuso e Negligência Infantil (2006). "1. A natureza e as consequências dos maus-tratos infantis" (PDF). Prevenção de maus-tratos infantis: um guia para agir e gerar evidências. Genebra, Suíça. https://apps.who.int/iris/bitstream/handle/10665/43499/9241594365_eng.pdf
- **Van Bueren G.** Abuso e exploração sexual infantil: Uma abordagem sugerida de direitos humanos. Int'l J. Child. Rts.. 1994;2:45.

- Trabalhando juntos para proteger as crianças 2015. Negligência. www.workingtogetheronline.co.uk/glossary/negligência.html (acessado em janeiro de 2018)
- **Andreasen JO, Andreasen FM, Andersson L** , editores. Livro-texto e atlas colorido de lesões traumáticas nos dentes. John Wiley & Sons; 2018 Dez 17.
- **Bradbury-Jones C, Innes N, Evans D, Ballantyne F, Taylor J.** Negligência odontológica como marcador de negligência mais ampla: uma investigação qualitativa das avaliações de enfermeiros de saúde pública sobre a saúde bucal em crianças pré-escolares. BMC Public Health. 19 de abril de 2013;13:370.
- **Mathur S, Chopra R.** Combatendo o abuso infantil: o papel do dentista. Saúde OralPrev Dent. 2013;11(3):243-50.
- **Mikton CR, Butchart A, Dahlberg LL, Krug EG.** Relatório de status global sobre prevenção da violência 2014. Am J Prev Med. 2016 maio;50(5):652-659.
- **Elarousy W, Abed S.** Barreiras que inibem a notificação de casos suspeitos de abuso infantil e negligência entre enfermeiros em um hospital público, Jeddah, Arábia Saudita. East Mediterr Health J. 2019 Aug 19;25(6):413-421.
- UNICEF. Estudo do Secretário-Geral das Nações Unidas sobre violência contra crianças adaptado para crianças e jovens. Em Estudo do Secretário-Geral das Nações Unidas sobre violência contra crianças adaptado para crianças e jovens 2006. UNICEF.
- Organização Mundial da Saúde. Relatório da consulta sobre prevenção de abuso infantil, 29-31 de março de 1999, OMS, Genebra. Genebra: Organização Mundial da Saúde; 1999. Disponível em url:

http://www.who.int/violence_injury_prevention/violence/neglect/en/

- **MacKenzie K, Scott DA.** Usando dados hospitalares coletados rotineiramente para vigilância de maus-tratos infantis: questões, métodos e padrões. BMC Public Health. 2011;11(7):1–10.
- **Stoltenborgh M, Bakermans-Kranenburg MJ, van Ijzendoorn MH, Alink LR.** Diferenças culturais-geográficas na ocorrência de abuso físico infantil? Uma meta-análise de prevalência global. Int J Psychol. 2013;48(2):81-94.
- **Moody G, Cannings-John R, Hood K, Kemp A, Robling M.** Estabelecendo a prevalência internacional de maus-tratos infantis auto-relatados: uma revisão sistemática por tipo de maus-tratos e gênero. BMC Public Health. 2018 Out 10;18(1):1164.
- **Pereda N, Guilera G, Forns M, Gómez-Benito J.** A prevalência de abuso sexual infantil em amostras comunitárias e de estudantes: uma meta-análise. Clin Psychol Rev. 2009 Jun;29(4):328-38.
- **Goldman JDG, Padayachi UK.** Alguns problemas metodológicos na estimativa de incidência e prevalência em abuso sexual infantil. J Sex Res. 2000;37(4):305–14.
- **Cawson P, Wattam C, Brooker S, Kelly G.** Maus-tratos infantis no Reino Unido: um estudo sobre a prevalência de abuso e negligência infantil. Londres: National Society for the Prevention of Cruelty to Children; 2000.
- **Hibbard RA, Ingersoll GM, Orr DP.** Risco comportamental, risco emocional e abuso infantil entre adolescentes em um ambiente não clínico. Pediatrics. 1990;86(6):896–901.
- **Dubowitz H, Klockner A** , Starr RH, Black MM. Definições comunitárias e profissionais de negligência infantil. Maltrato infantil. 1998;3(3):235–43.

- Child line Índia https://www.childlineindia.org.in /pdf/MWCD-Child-Abuse-Report.pdf (último acesso em 4 de outubro de 2019)
- Impacto do Castigo Corporal em Crianças em Idade Escolar: Um Estudo de Pesquisa file:///C:/Users/Dell/Downloads/Plan%20Repo%20Corporal%20 Punishment%20(2).pdf (último acesso em 4 de outubro)
- Revista India Today https://www.indiatoday.in/magazine/crime/story/19850715-human-sacrifice-in-orissa-sends-shock-waves-across-the-state-throughout-india-770203-2013-12-23
- Ministério do desenvolvimento da mulher e da criança, governo da Índiahttps://wcd.nic.in/sites/default/files/FINAL%20WCD_AR_English%202016-17.pdf (último acesso em 7 de outubro)
- ONGs Índia https://ngosindia.com/ https://www.loc.gov/law/help/child-rights/index.php
- **Saini N.** Abuso e negligência infantil na Índia: hora de agir. Japan Med Assoc J. 2013 Set;56(5):302-9.
- **Aggarwal K, Dalwai S, Galagali P, et al.** Recomendações sobre reconhecimento e resposta ao abuso e negligência infantil no cenário indiano. Indian Pediatr. 2010;47:493–504.
- Comissão Nacional para a Proteção dos Direitos da Criança (NCPCR)https://www.ncpcr.gov.in/Guidelines/Guidelines%20for%20Eliminating%20Corporal%20Punishment%20in%20Schools.pdf (último acesso em 4 de agosto)
- **Kapoor L.** Melhor prevenir do que remediar; O que fazer e o que não fazer em termos médico-legais. Mumbai: Association of Medical Consultants; 2011.

- Indian Journal of Clinical Practice, Vol. 24, No. 12, maio de 2014http://medind.nic.in/iaa/t14/i1/iaat14i1p792.pdf (último acesso em 7 de outubro)
- Caso Médico Legal – Uma Visão Geral https://www.iilsindia.com/ blogs/2018/10/18/medico-legal-case-overview/
- IPC GH. Casos médico-legais em pacientes com lesões e direito indiano. Indian Journal of Clinical Practice. 2013 Dez;24(7).
- **Raveesh BN, Nayak RB, Kumbar SF.** Prevenção de problemas médico-legais na prática clínica. Ann Indian Acad Neurol. 2016 Out;19(Suppl 1):S15-S20.
- **Meera T.** Casos médico-legais: O que todo médico deve saber. J Med Soc. 2016 Set 1;30(3):133.
- **Nalini PR, Thirunavukarasu MR, Dongre AR.** Relatos de abuso infantil na Índia em periódicos científicos e jornais – Um estudo exploratório. Online J Health Allied Scs. 2013;12(4):8.
- **Kamimura A, Ganta V, Myers K, Thomas T.** Violência de Parceiro Íntimo, Abuso na Infância e Abuso de Sogros Entre Mulheres que Utilizam Serviços de Saúde Comunitários em Gujarat, Índia. J Interpers Violence. 2017 Dez;32(24):3778-3796.
- National Crime Records Bureau. Crime na Índia 2016: Estatísticas. National Crime Records Bureau. 2012 Nov 15. http://ncrb.gov.in/ StatPublications/CII/CII2016/pdfs/NEWPDFs/Crime%20in%20India%20-%202016%20Complete%20PDF%20291117.pdf
- **Deb S.** Abuso e negligência infantil em uma cidade metropolitana: um estudo qualitativo do trabalho infantil migrante no sul de Calcutá. Mudança social. 2005 Set;35(3):56-67.

- **Thilagaraj R, Priyamvadha M.** Desvio entre crianças de rua. Indian Journal of Criminology. 2000;28(1):41-4.
- **Kumar MT, Kar N, Kumar S.** Prevalência de abuso infantil em Kerala, Índia: Uma pesquisa baseada no ICAST-CH. Child Abuse Negl. 2019 Mar 1;89:87-98.
- **Goldman S, Avillion AE, Evans N.** Identificação e denúncia de abuso, negligência e maus-tratos infantis.
- Centros de controle e prevenção de doenças https://www.cdc.gov/violence prevention/childabuseandneglect/riskprotectivefactors.html
- **Whipple EE, Webster-Stratton C.** O papel do estresse parental em famílias fisicamente abusivas. Child Abuse Negl. 1991 Jan 1;15(3):279-91.
- **Mammen OK, Kolko DJ, Pilkonis PA.** Afeto negativo e agressão parental em abuso físico infantil. Child Abuse Negl. 2002 Abr 1;26(4):407-24.
- **Perez-Albeniz A, de Paul J.** Diferenças de gênero em empatia em pais com alto e baixo risco de abuso físico infantil. Child Abuse Negl. 2004 Mar 1;28(3):289-300.
- **Rodriguez CM, Tucker MC.** Por trás do ciclo de violência, além do histórico de abuso: Um breve relatório sobre a associação do apego parental ao potencial de abuso físico infantil. Violência e vítimas. 2011 Jan 1;26(2):246-56.
- **Pagare D.** Um estudo de abuso físico e sexual e problemas comportamentais entre meninos de uma casa de observação em Delhi. Dissertação de Doutorado não publicada em Medicina Comunitária, Universidade de Delhi. 2003.

- **Ray M, Iyer AN.** Abuso entre crianças trabalhadoras domésticas: um estudo de pesquisa em Bengala Ocidental.
- **Roy L.** Castigo corporal em escolas públicas americanas e os direitos da criança. JL & Educ. 2001;30:554.
- **de Silva W.** Alguns fatores culturais e econômicos que levam à negligência, abuso e violência em relação a crianças dentro da família no Sri Lanka. Child Abuse Negl. 1981 Jan 1;5(4):391-405.
- **Segal UA.** Violência familiar: Um foco na Índia. Agressão e comportamento violento. 1999 Jun 1;4(2):213-31
- **Muntean A, Roth M.** Romania (De Abuso Infantil: Uma Visão Global, P 175-193, 2001, Beth M. Schwartz-Kenney, Michelle McCauley, et al., eds.--Ver NCJ-186919).
- **Foshee VA, Benefield TS, et al.** Preditores longitudinais de vitimização grave de violência física e sexual no namoro durante a adolescência. Am J Prev. 2004;39:1007–1016.
- **Srinath S, Girimaji SC, Gururaj G, Seshadri S, Subbakrishna DK, Bhola P, Kumar N.** Estudo epidemiológico de transtornos psiquiátricos de crianças e adolescentes em áreas urbanas e rurais de Bangalore, Índia. Ind J Med Res. 1 de julho de 2005;122(1):67.
- **Kim MJ, Tajima EA, et al.** Maus-tratos na primeira infância, jovens fugitivos e risco de delinquência e vitimização na adolescência: Um modelo mediacional. Pesquisa em Serviço Social. 2009;33(1):19–28
- **Appleton JV.** Perspectivas de negligência. Child Abuse Rev. 2012;21:77–80
- **Dubowitz H.** Enfrentando a negligência infantil: um papel para pediatras. Pediatr Clin N Am. 2009;56:363–78.

- Estudo sobre Abuso Infantil: Índia (2007). Ministério das Mulheres e Desenvolvimento Infantil, Governo da Índia. Disponível em www.wcd.nic.in/childabuse.pdf.
- **Mathur M, Rathore P, Mathur M.** Incidência, tipo e intensidade de abuso em crianças de rua na Índia. Child Abuse Negl. 2009 Dez 1;33(12):907-13.
- **Miller J, Jayasundara D.** Prostituição, indústria do sexo e turismo sexual. Livro-fonte sobre violência contra mulheres. 2001 Fev 1:459-80
- **Sauzier M.** Divulgação de abuso sexual infantil: Para melhor ou para pior. Psychiatr Clin. 1989 Jun 1;12(2):455-69.
- **Caffaro-Rouget A, Lang RA, Van Santen V.** O impacto do abuso sexual infantil no ajuste das vítimas. Annu. Rev. Sex Res. 1989 Mar 1;2(1):29-47.
- **Melmer MN, Gutovitz S.** Abuso e negligência infantil, abuso sexual. InStatPearls [Internet] 27 de outubro de 2018. StatPearls Publishing.
- **Finkelhor D, Dziuba-Leatherman J.** Crianças como vítimas de violência: Uma pesquisa nacional. Pediatrics. 1994 Out 1;94(4):413-20
- **Briere J, Elliott DM.** Prevalência e sequelas psicológicas de abuso físico e sexual infantil auto-relatado em uma amostra da população geral de homens e mulheres. Child Abuse Negl. 2003 Out 1;27(10):1205-22.
- **Pagare D, Meena GS, Jiloha RC, Singh MM.** Abuso sexual de crianças de rua levadas para uma casa de observação. Indian Pediatr. 2005 Fev 17;42(2):134-139.

- **Yildirim A, Uluocak N, Atilgan D, Ozcetin M, Erdemir F, Boztepe O.** Avaliação de sintomas do trato urinário inferior em crianças expostas a abuso sexual. Urol J. 2011;8:38–42.
- **Alaggia R, Collin-Vézina D, Lateef R.** Facilitadores e barreiras para divulgações de abuso sexual infantil (CSA): Uma atualização de pesquisa (2000–2016). Trauma, Violência e Abuso. 2019 Abr;20(2):260-83
- **Choudhry V, Dayal R, Pillai D, Kalokhe AS, Beier K, Patel V.** Abuso sexual infantil na Índia: uma revisão sistemática. PLoS One. 2018 Out 9;13(10):e0205086.
- Fergusson DM, Horwood LJ, Lynskey MT. Abuso sexual infantil e transtorno psiquiátrico na fase adulta jovem: II. Resultados psiquiátricos do abuso sexual infantil. J Am Acad Child Adolesc Psychiatry. 1996 Out 1;35(10):1365-74.
- **Finkelhor D.** Fatores epidemiológicos na identificação clínica de abuso sexual infantil. Child Abuse Negl. 1993 Jan 1;17(1):67-70.
- **Westcott HL, Jones DP.** Anotação: O abuso de crianças deficientes. The Journal of Child Psychology and Psychiatry and Allied Disciplines. 1999 maio;40(4):497-506.
- **Shaw JA, Lewis JE, Loeb A, Rosado J, Rodriguez RA.** Uma comparação entre meninas hispânicas e afro-americanas abusadas sexualmente e suas famílias. Child Abuse Negl. 2001 Out 1;25(10):1363-79.
- **Mullen PE, Martin JL, Anderson JC, Romans SE, Herbison GP.** Abuso sexual na infância e saúde mental na vida adulta. Br J Psychiatry. 1993 Dez;163(6):721-32.
- **Assink M, van der Put CE, Meeuwsen MW, de Jong NM, Oort FJ, Stams GJ, Hoeve M.** Fatores de risco para vitimização de

abuso sexual infantil: uma revisão meta-analítica. Boletim psicológico. 2019, 18 de fevereiro.

- **Jonsson PV.** Trauma complexo, impacto no desenvolvimento e possíveis soluções em uma unidade de terapia intensiva para adolescentes. Clin Child Psychol Psychiatry. 2009 Jul;14(3):437-54.
- **Tsavoussis A, Stawicki SP, Stoicea N, Papadimos TJ.** Violência doméstica testemunhada por crianças e seus efeitos adversos no desenvolvimento cerebral: um chamado para autoexame e conscientização da sociedade. Front Public Health. 10 de outubro de 2014;2:178.
- **Goldman S, Avillion AE, Evans N.** Identificação e denúncia de abuso, negligência e maus-tratos infantis. https://wildirismedicaleducation.com/courses/587/Identify-Report-Child-Abuse-CE-Wild-Iris-Medical-Education. pdf (último acesso em 11 de outubro)
- **Dube SR, Anda RF, Felitti VJ, Chapman DP, Williamson DF, Giles WH.** Abuso infantil, disfunção doméstica e risco de tentativa de suicídio ao longo da vida: descobertas do Adverse Childhood Experiences Study. JAMA. 2001 26 de dezembro; 286 (24): 3089-96.
- **Agid O, Shapira B, Zislin J, Ritsner M, Hanin B, Murad H, Troudart T, Bloch M, Heresco-Levy U, Lerer B.** Ambiente e vulnerabilidade a doenças psiquiátricas graves: um estudo de caso-controle de perda parental precoce em depressão grave, transtorno bipolar e esquizofrenia. Mol Psychiatry. 1999 Mar;4(2):163-72.
- **Hill J, Davis R, Byatt M, Burnside E, Rollinson L, Fear S.** Abuso sexual infantil e sintomas afetivos em mulheres: um estudo da população geral. Psychol Med. 2000 Nov;30(6):1283-91.

- **Mian M, Bala N, MacMillan H.** Canadá (De Abuso Infantil: Uma Visão Global, P 17-33, 2001, Beth M. Schwartz-Kenney, Michelle McCauley, et al., eds.--Ver NCJ-186919).
- **Heim C, Shugart M, Craighead WE, Nemeroff CB.** Consequências neurobiológicas e psiquiátricas do abuso e negligência infantil. Dev Psychobiol. 2010 Nov;52(7):671-90.
- **Crowell SE, Beauchaine TP, Hsiao RC, Vasilev CA, Yaptangco M, Linehan MM, McCauley E.** Diferenciando automutilação adolescente de depressão adolescente: possíveis implicações para o desenvolvimento da personalidade borderline. J Abnorm Child Psychol. 2012 Jan;40(1):45-57.
- **Shapiro S, Shanon J.** Bruxismo como um distúrbio emocional reativo. Psicossomática. 1965 Nov 1;6(6):427-30.
- **Antonio AG, Pierro VS, Maia LC.** Bruxismo em crianças: um sinal de alerta para problemas psicológicos. J Can Dent Assoc. 2006 Mar;72(2):155-60.
- **Murali C, Seshasai S.** O estudo sobre pica em hospital terciário. IJAR. 2018;4(2):227-9.
- **Kaur S, Nain J.** Efeito do estresse na saúde bucal. J Adv Med Dent Scie Res. 2019 Mar 1;7(3):118-22.
- **Sahin F, Kuruoðlu A, Iþik AF, Karacan E, Beyazova U.** Síndrome de Munchausen por procuração: um relato de caso. Turk J Pediatr 2002;44:334-8.
- **de Gheis S, Mayer R.** Munchausen. Clin Ter. 2000;151:351–5.
- **Meadow R.** Síndrome de Munchausen por procuração. O interior do abuso infantil. Lancet. 1977;2:343–5.

- **Fisher GC, Mitchell I** . A síndrome de Munchausen por procuração é realmente uma síndrome? Arch Dis Child. 1995;72:530–4.
- **Alexander R, Smith W, Stevenson R.** Síndrome de Munchausen serial por procuração. Pediatrics. 1990 Out;86(4):581-5.
- **McClure RJ, Davis PM, Meadow SR, Sibert JR.** Epidemiologia da síndrome de Munchausen por procuração, envenenamento não acidental e sufocação não acidental. Arch Dis Child. 1996 Jul 1;75(1):57-61.
- **Patnaik S, Mishra BR, Mohanty I, Nayak S.** Secreção espumosa no couro cabeludo do lactente: síndrome de Munchausen por procuração. Indian J of dermatol. 2013 Set;58(5):410.
- **Unal EO, Unal V, Gul A, Celtek M, Dıken B, Balcıoglu İ.** Uma síndrome de Munchausen em série por procuração. Indiano J da Psychol Med. Setembro de 2017;39(5):671.
- **Babu AK, Mohamed A, Das N.** Síndrome de Munchausen por procuração. Indian Dermatol Online J. 2019 julho-agosto;10(4):496-497.
- **Harris JC, Elcock C, Sidebotham PD, Welbury RR.** Salvaguardando crianças na odontologia: 2. Os dentistas pediátricos negligenciam a negligência odontológica infantil? Br Dent J. 2009 9 de maio;206(9):465-70.
- **Thomson WM, Spencer AJ, Gaughwin A.** Testando uma escala de negligência odontológica infantil na Austrália do Sul. Community Dent Oral Epidemiol. 1996 Out;24(5):351-6.
- **Valencia-Rojas N, Lawrence HP, Goodman D.** Prevalência de cáries na primeira infância em uma população de crianças com histórico de maus-tratos. J Public Health Dent. 2008 Spring;68(2):94-101.

- **Ramazani N.** Negligência odontológica infantil: uma breve revisão. Int J High Risk Behav Addict. 2014 Set 21;3(4):e21861.
- **Spiller L, Lukefahr J, Kellogg N.** Negligência dentária. J Trauma Infantil Adolescente. 2019:1-5.
- **Corby B, Shemmings D, Wilkins D.** Abuso infantil: Uma base de evidências para prática confiante. McGraw-Hill Education (Reino Unido); 2012 Nov 1.
- **DeCou CR, Lynch SM.** Reatividade emocional, sofrimento relacionado a trauma e ideação suicida entre adolescentes sobreviventes de abuso sexual internados. Child Abuse Negl. 2019 Mar;89:155-164.
- Abuso e negligência infantil por pais e outros cuidadoreshttps://www.who.int/violence_injury_prevention/violence/global_campaign/en/chap3.pdf (último acesso em outubro de 2019)
- **Widom CS, Czaja SJ, DuMont KA.** Transmissão intergeracional de abuso e negligência infantil: viés real ou de detecção? Science. 2015 Mar 27;347(6229):1480-5.
- **Medrano MA, Zule WA, Hatch J, Desmond DP.** Prevalência de trauma infantil em uma amostra comunitária de mulheres que abusam de substâncias. Am J Drug Alcohol Abuse. 1999 agosto;25(3):449-62
- **Stalker K, McArthur K.** Abuso infantil, proteção infantil e crianças deficientes: Uma revisão de pesquisas recentes. Child Abuse Review. 2012 Jan;21(1):24-40.
- **Adinkrah M.** Infanticídios maternos em Fiji. Abuso infantilNegl. 2000, 24:1543–1555.

- **Meyerson LA, Long PJ, Miranda Jr R, Marx BP.** A influência do abuso sexual infantil, abuso físico, ambiente familiar e gênero no ajuste psicológico de adolescentes. Abuso e negligência infantil. 2002 Abr 1;26(4):387-405.
- **Herrenkohl TI, Sousa C, Tajima EA, Herrenkohl RC, Moylan CA.** Intersecção de abuso infantil e exposição de crianças à violência doméstica. Trauma Violence Abuse. 2008 Abr;9(2):84-99.
- **Ammerman RT, Wagner EF.** Abuso e negligência infantil. Em Handbook of Behavior Therapy in the Psychiatric Setting 1993 (pp. 629-644). Springer, Boston, MA.
- **Gelles RJ.** Abuso infantil e violência em famílias monoparentais: ausência dos pais e privação econômica. Am J Orthopsychiatry. 1989 Out;59(4):492-501.
- **Vijayakumar L, Pirkis J, Huong TT, Yip P, Seneviratne RD, Hendin H.** Fatores socioeconômicos, culturais e religiosos que afetam a prevenção do suicídio na Ásia. Suicídio e prevenção do suicídio na Ásia. Genebra: OMS. 2008:19-30.
- **Grusec, JE, & Goodnow, JJ** (1994). Impacto dos métodos de disciplina parental na internalização de valores da criança: Uma reconceitualização dos pontos de vista atuais. Dev Psychol 30(1), 4–19.
- **Dube L.** Sobre a construção de gênero: garotas hindus na Índia patrilinear. Economic and Political Weekly. 1988 Abr 30:WS11-9.
- **Deb S.** Crianças em agonia: Um livro de referência. Concept Publishing Company; 2006.
- Craissati J, McClurg G, Browne K. Características de perpetradores de abuso sexual infantil que foram vítimas sexuais

quando crianças. Abuso Sexual: Um Jornal de Pesquisa e Tratamento. 2002 Jul 1;14(3):221-35.

- Prevent Child Abuse America. (2003). Gateways to prevention: O que todos podem fazer para prevenir o abuso infantil. Chicago: Autor.
- **Trickett PK, McBride-Chang C.** O impacto desenvolvimental de diferentes formas de abuso e negligência infantil. Revisão de desenvolvimento. 1995 Set 1;15(3):311-37.
- **Reading R, Bissell S, Goldhagen J, Harwin J, Masson J, Moynihan S, Parton N, Pais MS, Thoburn J, Webb E.** Promoção dos direitos das crianças e prevenção de maus-tratos infantis. Lancet. 2009 Jan 24;373(9660):332-43.
- **Read J, Agar K, Barker-Collo S, Davies E, Moskowitz A.** Avaliação da suicidalidade em adultos: Integrando o trauma infantil como um fator de risco importante. Prof. Psychol.: Res. Pract. 2001 agosto;32(4):367.
- **Lansford JE, Dodge KA, Pettit GS, Bates JE, Crozier J, Kaplow J.** Um estudo prospectivo de 12 anos sobre os efeitos de longo prazo de maus-tratos físicos na primeira infância em problemas psicológicos, comportamentais e acadêmicos na adolescência. Arch Pediatr Adolesc Med. 2002 Agosto;156(8):824-30.
- Academia Americana de Pediatria, Stirling J Jr; Comitê sobre Abuso e Negligência Infantil e Seção sobre Adoção e Assistência Adotiva; Academia Americana de Psiquiatria Infantil e Adolescente, Amaya-Jackson L; Centro Nacional de Estresse Traumático Infantil, Amaya-Jackson L. Compreendendo as consequências comportamentais e emocionais do abuso infantil. Pediatria. 2008 Set;122(3):667-73.

- **Nemeroff CB.** Paraíso Perdido: As Consequências Neurobiológicas e Clínicas do Abuso e Negligência Infantil. Neuron. 2016 Mar 2;89(5):892-909.
- **Currie J, Widom CS.** Consequências de longo prazo do abuso e negligência infantil no bem-estar econômico adulto. Maltrato Infantil. 2010 maio;15(2):111-20.
- **Norman RE, Byambaa M, De R, Butchart A, Scott J, Vos T.** As consequências de longo prazo para a saúde do abuso físico, abuso emocional e negligência infantil: uma revisão sistemática e meta-análise. PLoS Med. 2012;9(11):e1001349.
- **Holbrook TL, Hoyt DB, Coimbra R, Potenza B, Sise M, Anderson JP.** Trauma de longo prazo persiste após trauma grave em adolescentes: novos dados sobre fatores de risco e resultado funcional. J Trauma. 2005;58(4):764–77
- **Lansford JE, Dodge KA, Pettit GS, Bates JE, Crozier J, Kaplow J.** Um estudo prospectivo de 12 anos sobre os efeitos de longo prazo de maus-tratos físicos na primeira infância em problemas psicológicos, comportamentais e acadêmicos na adolescência. Arch Pediatr Adolesc Med.2002;156(8):824–83
- **Bavolek, SJ, Kline, DF, McLaughlin, JA** , & Publicover, PR (1979). Prevenção primária de abuso e negligência infantil: Identificação de adolescentes de alto risco. Child Abuse Negl. 3(3-4), 1071–1080.
- **Paavilainen E, Tarkka MT.** Definição e identificação de abuso infantil por enfermeiros de saúde pública finlandeses. Public Health Nurs. 2003 Jan-Fev;20(1):49-55.
- **Zimmer MH, Panko LM.** Estado de desenvolvimento e uso de serviços entre crianças no sistema de bem-estar infantil: uma

pesquisa nacional Arch Pediatr Adolesc Med. 2006;160(2):183–188

- **Cerezo MA, Frias D.** Ajustamento emocional e cognitivo em crianças abusadas. Child Abuse Negl. 1994 Nov;18(11):923-32.
- Child Welfare Information Gateway. Consequências de longo prazo do abuso e negligência infantil. Washington, DC: Child Welfare Information Gateway; 2008. Disponível em: www.childwelfare.gov/pubs/factsheets/long_term_consequences.pdf. Acessado em 22 de outubro de 2019.
- Declaração conjunta sobre a Síndrome do Bebê Sacudido. Paediatr Child Health. 2001 Nov;6(9):663-77. Inglês, Francês.
- **McCain NM, Mustard F, Shanker S.** Early Years Study 2. Colocando a ciência em ação. Toronto, ON: Council for Early Child Development; 2007. Disponível em: http://earlylearning.ubc.ca/documents/40/. Acessado em 21 de julho de 2019.
- **Maguire SA, Williams B, Naughton AM, Cowley LE, Tempest V, Mann MK, Teague M, Kemp AM.** Uma revisão sistemática das características emocionais, comportamentais e cognitivas exibidas por crianças em idade escolar que sofrem negligência ou abuso emocional. Child Care Health Dev. 2015 Set;41(5):641-53.
- **Holmes MR, Yoon S, Voith LA, Kobulsky JM, Steigerwald S.** Resiliência em crianças abusadas fisicamente: fatores de proteção para agressão. Behav Sci (Basel).2015 Abr 27;5(2):176-89.
- **Cook A, Spinazzola J, Ford J, Lanktree C, Blaustein M, Cloitre M, DeRosa R, Hubbard R, Kagan R, Liautaud J, Mallah K.** Trauma complexo em crianças e adolescentes.Psychiatr. Ann. 2017 15 de agosto;35(5):390-8.

- **Pfeffer CR.** Comportamento autodestrutivo em crianças e adolescentes. Psychiatr Clin. 1985 Jun 1;8(2):215-26.
- **Iwaniec D.** A criança abusada emocionalmente e negligenciada: Identificação, avaliação e intervenção: Um manual de prática. John Wiley & Sons; 2006 1 de maio.
- **Goodwin J.** Sintomas pós-traumáticos em crianças abusadas. J Trauma Stress. 1988 Out 1;1(4):475-88.
- **Al Odhayani A, Watson WJ, Watson L.** Consequências comportamentais do abuso infantil. Can Fam Physician. 2013 1 de agosto;59(8):831-6
- **Stephenson T.** Hematomas em crianças. Curr Paediatr 1995;5:225–229.
- **Johnson CF.** Lesão infligida versus lesão acidental. Pediatr Clin North Am 1990;37:803.
- **Sugar NF, Taylor JA, Fledman KW.** Hematomas em bebês e crianças pequenas: aqueles que não fazem cruzeiro raramente apresentam hematomas. Arch Pediatr Adolesc Med 1999;153:399–403
- **Davis HW, Carrasco MM.** Abuso e negligência infantil. Em: Zitelli BJ, Davis HW, eds. Atlas de diagnóstico físico pediátrico. St Louis (MO): Mosby;2002:153–222.
- **Carpenter RF.** A prevalência e distribuição de hematomas em bebês. Arch Dis Child 1999;80:363–366
- **Raimer BG, Raimer SS, Hebeler JR.** Sinais cutâneos de abuso infantil. J Am Acad Dermatol 1981;5:203–212.
- **Kos L, Shwayder T.** Manifestações cutâneas de abuso infantil. Pediatr Dermatol. 2006 Jul-Ago;23(4):311-20.

- **Purdue GF, Hunt JL, Prescott PR.** Abuso infantil por queimadura: um índice de suspeita. J Trauma 1988;28:221–224.
- **Hight DW, Bakalar HR, Lloyd JR.** Queimaduras infligidas em crianças: Reconhecimento e tratamento. JAMA 1979; 242:517–520.
- **Yeoh C, Nixon JW, Dickson W et al.** Padrões de lesões por escaldadura. Arch Dis Child 1994;71:156–158.
- **Hobbs CJ.** Quando as queimaduras não são acidentais? Arch Dis Child 1986;61:357–3561.
- Academia Americana de Pediatria. (1 9966). Foco no abuso infantil: Recursos para prevenção, reconhecimento e tratamento [CD-ROM]. Elk Grove Village. IL: Autor.
- **Kemp AM, Maguire SA, Lumb RC, Harris SM, Mann MK.** Queimaduras por contato, cigarro e chamas em abuso físico: uma revisão sistemática. Revisão de abuso infantil. 2014 Jan;23(1):35-47.
- **Pawlik MC, Kemp A, Maguire S, Nuttall D, Feldman KW, Lindberg DM,** ExSTRA Investigators. Crianças com queimaduras encaminhadas para avaliação de abuso infantil: Características de queimaduras e ferimentos coexistentes. Child Abuse Negl. 2016 1 de maio;55:52-61
- **Aslan F, Erkol ZZ, Timur S, Bulut H.** Abuso crônico dos três irmãos e negligência até o nível de caquexia – relato de caso. Med. 2017;6(4):760-3.
- **Ebert JJ, Utz VM, Sisk RA.** Descolamentos retinianos regmatogênicos bilaterais de rasgos retinianos gigantes em uma criança com traumatismo craniano abusivo e síndrome de Stickler. Am J Ophthalmol Case Rep. 2019 Dez 23;17:100581.

- **Servaes S, Brown SD, Choudhary AK, Christian CW, Done SL, Hayes LL, Levine MA, Moreno JA, Palusci VJ, Shore RM, Slovis TL.** A etiologia e o significado das fraturas em bebês e crianças pequenas: uma revisão multidisciplinar crítica. Pediatr Radiol. 2016 maio;46(5):591-600.
- **Van der Kolk BA, Fisler RE.** Abuso e negligência na infância e perda de autoregulação. Bull Menninger Clin. 1994 Spring;58(2):145-68.
- **Groschwitz RC, Plener PL.** A neurobiologia da automutilação não suicida (NSSI): Uma revisão. Suicidal. Online. 26 de abril de 2012;3(1):24-32.
- **Westlund Schreiner M, Klimes-Dougan B, Begnel ED, Cullen KR.** Conceituando a neurobiologia da automutilação não suicida da perspectiva do Research Domain Criteria Project. Neurosci Biobehav Rev. 2015 Out;57:381-91.
- **Maguire SA, Williams B, Naughton AM, Cowley LE, Tempest V, Mann MK, Teague M, Kemp AM.** Uma revisão sistemática das características emocionais, comportamentais e cognitivas exibidas por crianças em idade escolar que sofrem negligência ou abuso emocional. Child Care Health Dev. 2015 Set;41(5):641-53.
- **Zoroglu SS, Tuzun U, Sar V, Tutkun H, Savaçs HA, Ozturk M, Alyanak B, Kora ME.** Tentativa de suicídio e automutilação entre estudantes turcos do ensino médio em relação a abuso, negligência e dissociação. Psychiatry Clin Neurosci. 2003 fev;57(1):119-26.
- **Ermertcan AT, Ertan P.** Manifestações cutâneas de abuso infantil. Indian J Dermatol Venereol Leprol. 2010 Jul-Ago;76(4):317-26.

- **Iyer SS, Panigrahi A.** Papel do dentista no abuso e negligência infantil. Indian J Public Health Res Dev2018;9(12):2530-4.
- **Kempe CH, Silverman FN, Steele BF, Droegemueller W, Silver HK.** A síndrome da criança espancada. JAMA. 1962 Jul 7;181:17-24.
- **Akbarnia B, Torg JS, Kirkpatrick J, Sussman S.** Manifestações da síndrome da criança espancada. J Bone Joint Surg Am. 1974 Set;56(6):1159-66.
- Academia Americana de Oftalmologia. Síndrome do bebê sacudido São Francisco: Academia Americana de Oftalmologia; 2008 [citado em 25 de maio de 2008]. http://one.aao.org/CE/PracticeGuidelines/ClinicalStatements_Content.aspx?cid=c379ec3e8251-48e6-a88e-fb6f37954b14.
- **Warner N, McCans KM, Levin AV.** Manifestações Oculares de Abuso Infantil. Em The Eye in Pediatric Systemic Disease 2017 (pp. 91-108). Springer, Cham.
- **Binenbaum G, Forbes BJ.** O olho no abuso infantil: pontos-chave sobre hemorragias retinianas e traumatismo craniano abusivo. Pediatr Radiol. 2014 Dez;44 Suppl 4:S571-7.
- **Chan L, Hodes D.** Quando um frênulo anormal é um sinal de abuso infantil?.Arch Dis Child . 2004 Mar 1;89(3):277-.
- **Sobel RS.** Abuso infantil: relato de caso. Pediatr Dent. 1986 maio;8(1):93-6.
- **Hendler TJ, Sutherland SE.** Violência doméstica e sua relação com a odontologia: um apelo por mudança na prática odontológica canadense. J Can Dent Assoc. 2007;73(7):617.
- **Rupp RP.** O papel do dentista na denúncia de suspeita de abuso e negligência infantil. Gen Dent. 2000;48(3):340–2.

- **Costacurta M, Benavoli D, Arcudi G, Docimo R.** Sinais orais e dentais de abuso e negligência infantil. Oral Implantol (Roma). 2016 Jul 25;8(2-3):68-73.
- **Sarkar R, Ozanne-Smith J, Bassed R.** Revisão sistemática dos padrões de lesões orofaciais em crianças e adolescentes abusados fisicamente. Trauma Violence Abuse. 2019 Mar 10:1524838019827617.
- **Garrocho-Rangel A, Márquez-Preciado R, Olguín-Vivar AI, Ruiz-Rodríguez S, Pozos-Guillén A.** Atitudes e responsabilidades do dentista em relação ao abuso sexual infantil. Uma revisão e um relato de caso. J Clin Exp Dent. 1º de julho de 2015;7(3):e428-34.
- **Naidoo S.** Um perfil das lesões orofaciais em abuso físico infantil em um hospital infantil. Child Abuse Negl. 2000 Abr 1;24(4):521-34.
- **Printz JN, Baker A, Carr M.** Identificando potencial abuso infantil por meio de exame oral. Relatos de caso em pediatria. 2017;2017.
- **DeFazio MV, Fan KL, Avashia YJ, Danton GH, Thaller SR.** Fraturas do zigomático pediátrico: uma revisão das tendências clínicas, estratégias de tratamento e resultados associados a fraturas zigomáticas em crianças. J Craniofac Surg. 2013 Nov;24(6):1891-7.
- **Stavrianos C, Metska ME, Petalotis N.** Abuso e negligência infantil: seu reconhecimento pelos dentistas. Balk J Dent Med. 2005 Jan;9(3):204-7.
- **Kittle PE, Richardson DS, Parker JW.** Dois exames de abuso/negligência infantil para o dentista. J Dent Child. 1981;48(3):175–80.

- **Folland DS, Burke RE, Hinman AR, Schaffner W.** Gonorréia em crianças pré-adolescentes: Uma investigação sobre a fonte de infecção e modo de transmissão. Pediatr. 1977;60(2):153–6.
- Comitê de Abuso Infantil da Academia Americana de Pediatria Diretrizes para avaliação de abuso sexual de crianças: Uma revisão de assunto. Pediatria. 1999;103(1):186–91. Errata em Pediatria. 1999;103
- **Kellogg ND, Melville JD, Lukefahr JL, Nienow SM, Russell EL.** Gonorreia e clamídia genital e extragenital em crianças e adolescentes avaliados para abuso sexual. Pediatr Emerg Care. 2018 Nov;34(11):761-766.
- **Rugh, JD, Jacobs, DT, Taverna, RD, e Johnson, RW** Alterações psicofisiológicas e condições orais. Em Ciências Sociais e Odontologia. Uma Bibliografia Crítica. Vol. II. Cohan e Bryant, eds. Quintessence, 1984, pp. 19-83.
- **Serra-Negra JM, Paiva SM, Flores-Mendoza CE, Ramos-Jorge ML, Pordeus IA.** Associação entre estresse, traços de personalidade e bruxismo do sono em crianças. Pediatr Dent. 2012 Mar-Abr;34(2):e30-4.
- **Westling L.** Roer unhas: uma revisão da literatura e relatos de casos. Cranio.1988 Abr;6(2):182-7.
- **Wagner GN.** Identificação de marcas de mordidas em casos de abuso infantil. Pediatr Dent. 1986 maio;8(1):96-100.
- **Sims BG, Grant JH, Cameron JM.** Marcas de mordidas na 'síndrome do bebê espancado'. Medicina, Ciência e Direito. 1973 Jul;13(3):207-10.
- **Trube-Becker E.** Marcas de mordida em crianças espancadas. Zeitschrift para Rechtsmedizin. 1977, 1º de janeiro;79(1):73-8.

- **Harris J, Sidebotham P, Welbury R, Čuković-Bagić I.** Proteção infantil e a equipe odontológica: uma introdução à proteção de crianças na prática odontológica.
- **Beckstead JW, Rawson RD, Giles WS.** Revisão de evidências de marcas de mordida. J Am Dent Assoc. 1979 Jul;99(1):69-74.
- **Kemp A, Maguire SA, Sibert J, Frost R, Adams C, Mann M.** Podemos identificar mordidas abusivas em crianças?. Arquivos de doenças na infância. 2006 Nov 1;91(11):951.
- **Wright FD, Dailey JC.** Marcas de mordidas humanas em odontologia forense. Dental Clinics of North America. 2001 Abr;45(2):365-97.
- **Dailey JC, Shernoff AF, Gelles JH.** Uma técnica melhorada para impressões de marcas de mordida. J Prosthet Dent . 1989 Fev 1;61(2):153-5.
- **Diaz A, Simantov E, Rickert VI.** Efeito do abuso na saúde: resultados de uma pesquisa nacional. Arquivos de Pediatria e Medicina do Adolescente. 2002 1º de agosto;156(8):811-7.
- **Nuzzolese E, Lepore MM, Montagna F, Marcario V, De Rosa S, Solarino B, Di Vella G.** Abuso infantil e negligência odontológica: o papel da equipe odontológica na identificação e prevençãoInt J Dent Hyg. 2009 maio;7(2):96-101.
- **Karageorge K, Kendall R.** O papel dos provedores profissionais de cuidados infantis na prevenção e resposta ao abuso e negligência infantil. Departamento de Saúde e Serviços Humanos dos EUA, Administração para Crianças e Famílias, Administração para Crianças, Jovens e Famílias, Children's Bureau, Escritório sobre Abuso e Negligência Infantil; 2008.
- **Kellogg N.** Aspectos orais e dentários do abuso e negligência infantil. Pediatrics. 2005 Dez 1;116(6):1565-8.

- **Malhotra S, Gupta V, Alam A.** Abuso e negligência infantil: papel do dentista na detecção e notificação. J Educ Ethics Dent. 2013 Jan 1;3(1):2.
- **Jessee SA, Martin RE.** Abuso e negligência infantil: avaliação de atitudes e conhecimento de estudantes de odontologia. ASDCJ Dent Child. 1998;65(1):21-4.
- **Welbury RR, MacAskill SG, Murphy JM, Evans DJ, Weightman KE, Jackson MC, Crawford MA.** Percepção dos clínicos gerais sobre seu papel na proteção infantil: um estudo qualitativo. Eur J Paediatr Dent. 2003 Jun;4(2):89-95.
- **Manea S, Favero G, Stellini E, Romoli L, Mazzucato M, Facchin P.** Percepções, atitudes, conhecimento e experiência de dentistas sobre abuso e negligência infantil no nordeste da Itália. J Clin Pediatr Dent. 2007 Set 1;32(1):19-26.
- **Uldum B, Christensen HN, Welbury R, Poulsen S.** Conhecimento e experiência de dentistas e higienistas dentais dinamarqueses com suspeita de abuso ou negligência infantil. Int J Paediatr Dent. 2010 Set;20(5):361-5
- **Al-Jundi SH, Zawaideh FI, Al-Rawi MH.** Conhecimento e atitudes de estudantes de odontologia da Jordânia em relação ao abuso físico infantil. J Dent Edu. 2010 Out 1;74(10):1159-65.
- **Kirankumar SV, Noorani H, Shivprakash PK, Sinha S.** Percepção, atitude, conhecimento e experiência profissional médica sobre abuso e negligência infantil no distrito de Bagalkot, no norte de Karnataka: um relatório de pesquisa. J Indian Soc Pedod Prev Dent 2011 Jul 1;29(3):193
- **Vasa AA, Sahana S, Sekhar KR.** Conscientização de graduados em odontologia sobre abuso e negligência infantil (CAN). Br J Med Med Res. 2015;9(5).

- **Gordon JA.** Abuso infantil: identificação de abuso, prevenção e implicação espiritual. Xlibris Corporation; 18 de setembro de 2015.
- **Helfer RE, Kempe CH,** editores. Abuso e negligência infantil: A família e a comunidade. Cambridge, MA: Ballinger Publishing Company; 1976.
- **Lealman G, Phillips J, Haigh D, Stone J, Ord-Smith C.** Predição e prevenção de abuso infantil — uma esperança vazia?. The Lancet. 1983 Jun 25;321(8339):1423-4.
- **Kassenbaum DK, Dove SB, Cotton JA.** Reconhecimento e relato de abuso infantil: Uma pesquisa com dentistas. Gen Dent 1991;39:159-62.
- **Peters R, Barlow J.** Revisão sistemática de instrumentos projetados para prever maus-tratos infantis durante os períodos pré-natal e pós-natal. Child Abuse Review. 2003 Nov;12(6):416-39.
- **Geeraert L, Van den Noortgate W, Grietens H, Onghena P.** Os efeitos de programas de prevenção precoce para famílias com crianças pequenas em risco de abuso físico e negligência infantil: Uma meta-análise. Maus-tratos infantis. Agosto de 2004;9(3):277-91.
- **Conners NA, Bradley RH, Mansell LW, Liu JY, Roberts TJ, Burgdorf K, Herrell JM.** Filhos de mães com problemas sérios de abuso de substâncias: Um acúmulo de riscos. Am J Drug Alcohol Abuse . 2003 Jan 1;29(4):743-58.
- Associação Nacional para Prevenção de Abuso e Negligência Infantil (NAPCAN) https://www.napcan.org.au/ (último acesso em 23 de outubro)

- **Krug EG, Mercy JA, Dahlberg LL, Zwi AB.** O relatório mundial sobre violência e saúde. The lancet. 2002 Out 5;360(9339):1083-8.
- Crianças na Índia e seus direitos https://nhrc.nic.in/sites/default/files/ChildrenRights.pdf último acesso em 20 de outubro
- **Satpathy C.** Políticas e programas de bem-estar infantil na Índia. Yojana. 2012 Nov:23.
- **Pietrantonio AM, Wright E, Gibson KN, Alldred T, Jacobson D, Niec A.** Relato obrigatório de abuso e negligência infantil: Criando um processo positivo para profissionais de saúde e cuidadores. Child Abuse Negl. 2013 Fev 1;37(2-3):102-9.
- **Krugman RD, Korbin JE,** editores. C. Henry Kempe: Um legado de 50 anos para o campo do abuso e negligência infantil. Springer Science & Business Media; 13 de julho de 2012.
- **Becker DB, Needleman HL, Kotelchuck M.** Abuso infantil e odontologia: trauma orofacial e seu reconhecimento por dentistas. J Am Dent Assoc 1978;97(1):24–8.
- **Hansen RH.** Legislação sobre abuso infantil e a abordagem interdisciplinar. American Bar Association Journal. 1966 Aug 1:734-6.
- **Lazenbatt A, Freeman R.** Reconhecendo e relatando abuso físico infantil: uma pesquisa com profissionais de saúde primários. J Adv Nurs. 2006 Nov;56(3):227-36.
- **Fung EL, Sung RY, Nelson EA, Poon WS.** Hematoma subdural inexplicável em crianças pequenas: é sempre abuso infantil?. Pediatrics International. 2002 fev;44(1):37-42.

- **Hawton K, James A.** Suicídio e automutilação deliberada em jovens. Bmj. 2005 Abr 14;330(7496):891-4.
- **Hashim R, Al-Ani A.** Abuso físico infantil: avaliação das atitudes e conhecimentos de estudantes de odontologia nos Emirados Árabes Unidos. Arquivos Europeus de Odontologia Pediátrica. 2013 Out 1;14(5):301-5.
- **Ravichandiran N, Schuh S, Bejuk M, Al-Harthy N, Shouldice M, Au H, Boutis K.** Identificação tardia de fraturas relacionadas a abuso pediátrico. Pediatrics. 2010 Jan 1;125(1):60-6.
- **Harris JC, Elcock C, Sidebotham PD, Welbury RR.** Salvaguardando crianças na odontologia: 1. Treinamento, experiência e prática de proteção infantil de profissionais odontológicos com interesse em odontologia pediátrica. Br Dent J. 2009 Abr 25;206(8):409-14.
- **Jessee SA.** Relatando maus-tratos infantis: responsabilidade ética da odontologia. Tex Dent J. 2000 Out;117(10):36-40.
- **Mouden LD, Bross DC.** Questões legais que afetam o papel da odontologia na prevenção de abuso e negligência infantil. J Am Dent Assoc. 1995 agosto;126(8):1173-80.
- **Hazelrigg CO.** Um relatório sobre Indiana PANDA. Prevenção de abuso e negligência por meio da conscientização odontológica. J Indiana Dent Assoc. 1995 Winter;74(4):40-3.
- Crianças na Índia e seus direitos – NHRC https://nhrc.nic.in/sites/default/files/ChildrenRights.pdf último acesso em 21 de outubro
- Constituição da Índia https://www.india.gov.in/my-government/constitution-india/constitution-indiafull-text

- Convenção sobre os Direitos da Criança (CDC) https://www.ohchr.org/en/professionalinterest/pages/crc.aspx
- Proteção dos Direitos Humanos das Crianças na Índia http://www.legalserviceindia.com/legal/article-11-protection-of-childrens-human-rights-in-india.html
- Mikton C, Butchart A. Prevenção de maus-tratos infantis: uma revisão sistemática de revisões. Boletim da Organização Mundial da Saúde. 2009;87:353-61.
- **Wolfe DA, Edwards B, Manion I, Koverola C.** Intervenção precoce para pais em risco de abuso e negligência infantil: Uma investigação preliminar. J Consulting and Clinc Psychol. 1988 fev;56(1):40
- **Hébert M, Lavoie F, Parent N.** Uma avaliação dos resultados após a participação dos pais em um programa de prevenção de abuso infantil. Violência e Vítimas. 2002 Jun 1;17(3):355
- **Wurtele SK, Moreno T, Kenny MC.** Avaliação de um workshop de prevenção de abuso sexual para pais de crianças pequenas. J Child Adolesc Trauma . 2008 Dez 1;1(4):331-40.
- **Lonne B, Parton N, Thomson J, Harries M.** Reformando a proteção infantil. Routledge; 2008 Jul 10.
- **Lazenbatt A, Freeman R.** Reconhecendo e relatando abuso físico infantil: uma pesquisa com profissionais de saúde primários. J. Adv. Nurs.. 2006 Nov;56(3):227-36.
- **McGrath P, Cappelli M, Wiseman D, Khalil N, Allan B.** Programa de conscientização de professores sobre abuso infantil: um ensaio clínico randomizado controlado. Child Abuse Neglect. 1987 Jan 1;11(1):125-32.

- **Fayez M, Takash HM, Al-Zboon EK.** Combatendo a violência contra crianças: percepções de professores de educação infantil em serviço da Jordânia sobre abuso e negligência infantil. Early Child Dev Care. 2014 Out 3;184(9-10):1485-98.
- **Zwi K, Woolfenden S, Wheeler D, O'Brien T, Tait P, Williams K.** Programas de educação baseados na escola para a prevenção do abuso sexual infantil. Campbell Systematic Reviews. 2007;3(1):1-40.
- Plano Nacional de Ação https://wcd.nic.in/sites/default /files/National%20Plan%20of%20Action_0.pdf
- **Theodore AD, Runyan DK.** Uma pesquisa sobre atitudes e experiências de pediatras com o tribunal em casos de maus-tratos infantis. Child Abuse Negl. 2006 Dez 1;30(12):1353-63.
- O surgimento de palmadas entre uma amostra representativa de crianças menores de 2 anos na Carolina do Norte. Frontiers in psychiatry. 2011 Jun 24;2:36.

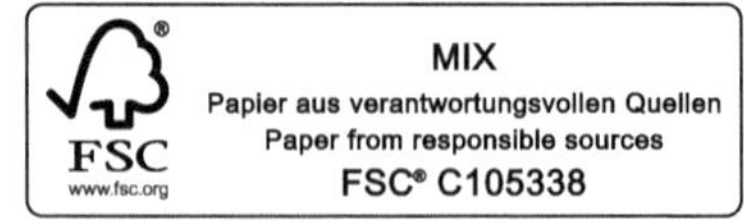

Printed by Books on Demand GmbH, Norderstedt / Germany